Intestinal conditioning for **business athlete**

＼結論、できる人は腸が整っている。／

ビジネスアスリートのための腸コンディショニング

竹下雄真

PUBLABO

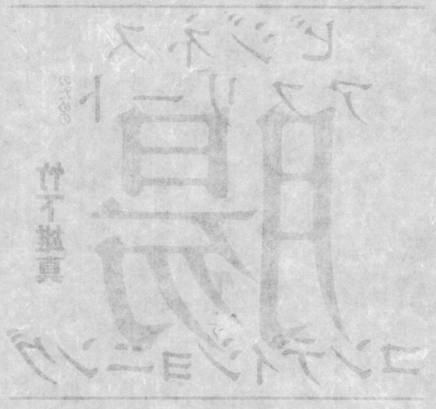

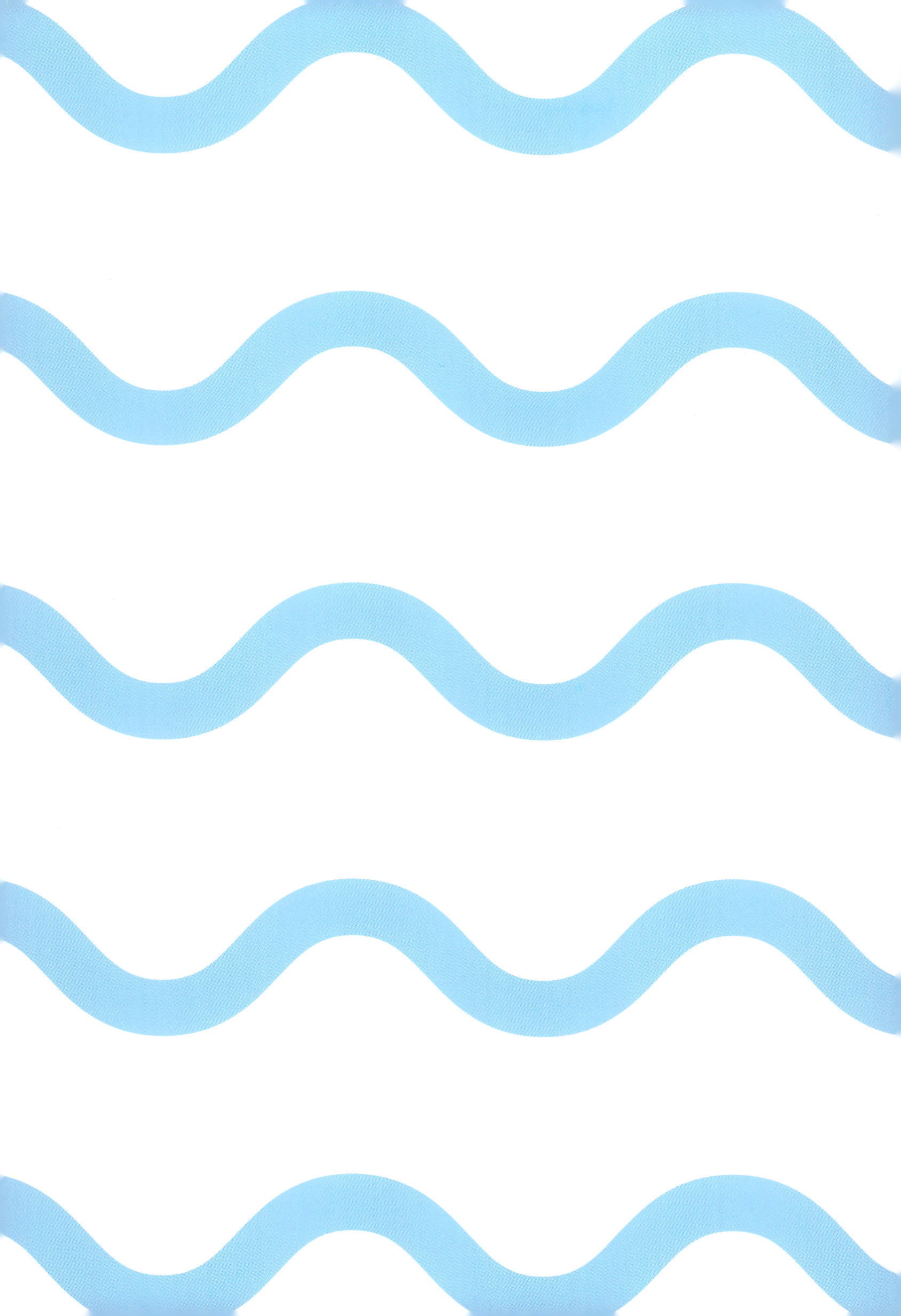

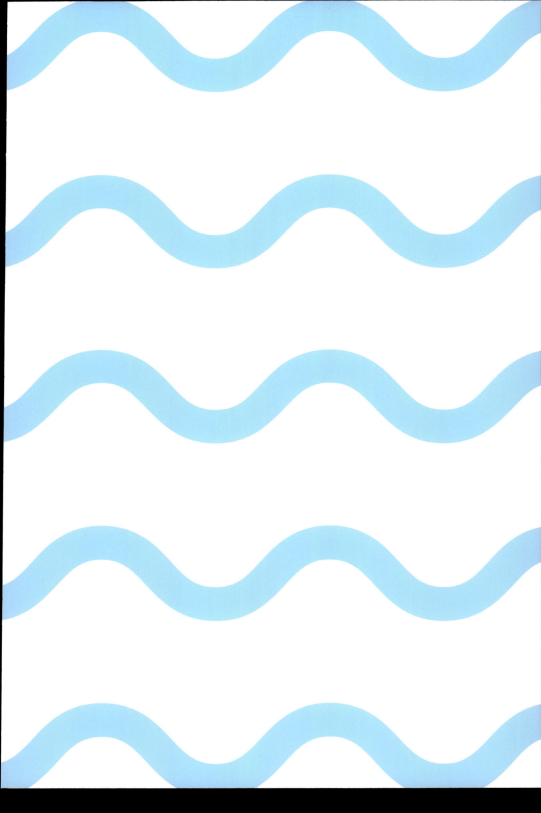

ビジネスアスリートのための

腸コンディショニング

竹下雄真

はじめに

なぜ、腸がパフォーマンスを左右するのか？

まるでアスリートのように、
ビジネスというフィールドで戦うビジネスアスリートたち。
いま彼らに求められているのは、
どのような状況に置かれても、安定しているフィジカルコンディション、
プレッシャーの中でも平常心を保ち、
最大の結果を出せるしなやかなメンタル、
短時間で判断し、結果を出せる瞬発力と集中力。
それらは、アスリートと同じように、
自らの心身と向き合うことによってのみ生み出せるものです。

「向き合う」といっても様々な要素がありますが、
注目すべきは「腸」なのではないかと、私は思っています。

とはいえ、私は腸の専門家ではありません。
この20年、パーソナルトレーナーとして大勢の方の肉体改造に携わってきました。
クライアントには、トップアスリートや企業の経営者など、
常に大舞台で結果を出すことを求められる方々が大勢いらっしゃいます。
体に対する意識が非常に高い彼らのために、
世界中から集めた最新の情報をそれぞれの体質や個性に合わせて提供し、
結果を出せる体に導いていくことが私の仕事です。
そのような仕事の中で私がたどり着いたのが、腸を整えること、
つまり腸コンディショニングの重要性です。

腸内では数兆～10兆もの腸内細菌が互いに影響を与えながら、

腸内フローラと呼ばれる〝花畑〟のような生態系を形づくっている、
ということはすでにご存知の方も多いかと思います。
最近の研究では、腸内フローラは多様性、バランスが大切だと言われています。
つまり、菌の種類が偏っておらず、
たくさんの菌たちがお互いに助け合いながら、共存している状態が良いと言います。
これはまるで、自然界の生態系のようです。
鹿やシマウマにとってライオンは悪者だけれど、
ライオンがいなければ、鹿やシマウマが増えすぎて、草原が消滅してしまいます。
草原から見れば、ライオンは決して悪者ではありません。
腸の中に棲む細菌たちも同じです。
そして、有害な化学物質が自然を破壊してしまうように、
抗生物質や食品添加物などは、あなたの中の自然を破壊してしまうのです。
自分の中に広がる豊かな自然を維持するために、良質な食事をとり、
有害な物質を避ける。そうして守られたおなかの中の生態系は、

あなたのために素晴らしい働きをしてくれるでしょう。

私はさっそく、数十人のトップアスリートたちに
腸内フローラの状態を調べてもらいました。
その結果、トップアスリートの腸内細菌はおしなべて多様性があり、
バランスが良いということが分かりました。
彼らのハイパフォーマンスを支えている要因のひとつは、やはり腸だったのです。
ビジネスアスリートの腸を少しでもトップアスリートの腸に近づけるように
コンディショニングできれば、ビジネスアスリートは、ストレスフルな状況でも
ハイパフォーマンスを保ち続けることができるのではないか？
そのように考えて、私のクラブでは多忙なビジネスアスリートが
腸コンディショニングに取り組めるように
「運動、メンタル、食事」の3本を柱とした
効率の良い腸コンディショニング法を実践しています。

運動で血流を良くしたり自律神経を整えることで、
腸内細菌がつくり出したホルモンを全身に運びます。
ストレスがあると腸の動きが悪くなるので、
メンタルを安定させることも大切です。
また、良質な食事は、腸内細菌たちの餌になります。
つまり、この3本柱は相関関係にあるのです。

このように考えると、体と心は密接にリンクしていて、
腸がその結び目の役割を果たしていることが分かります。

心を変えようとせずに、体だけを変えようとすること。
体を変えようとせずに、心だけを変えようとすること。

それでは、一時的に変わったように見えても、すぐに元に戻ってしまいます。
元に戻ってしまうのは、あなたの努力や能力が足りないわけではありません。
アプローチする対象が違っているだけなのです。
腸が変われば、必ずフィジカル、メンタルともに変わります。
腸コンディショニングで、
結果を出せるフィジカルとメンタルを手に入れてください。
腸が変わったときに、まだ見たことのない自分に出会えるのです。

デポルターレクラブ代表
竹下雄真

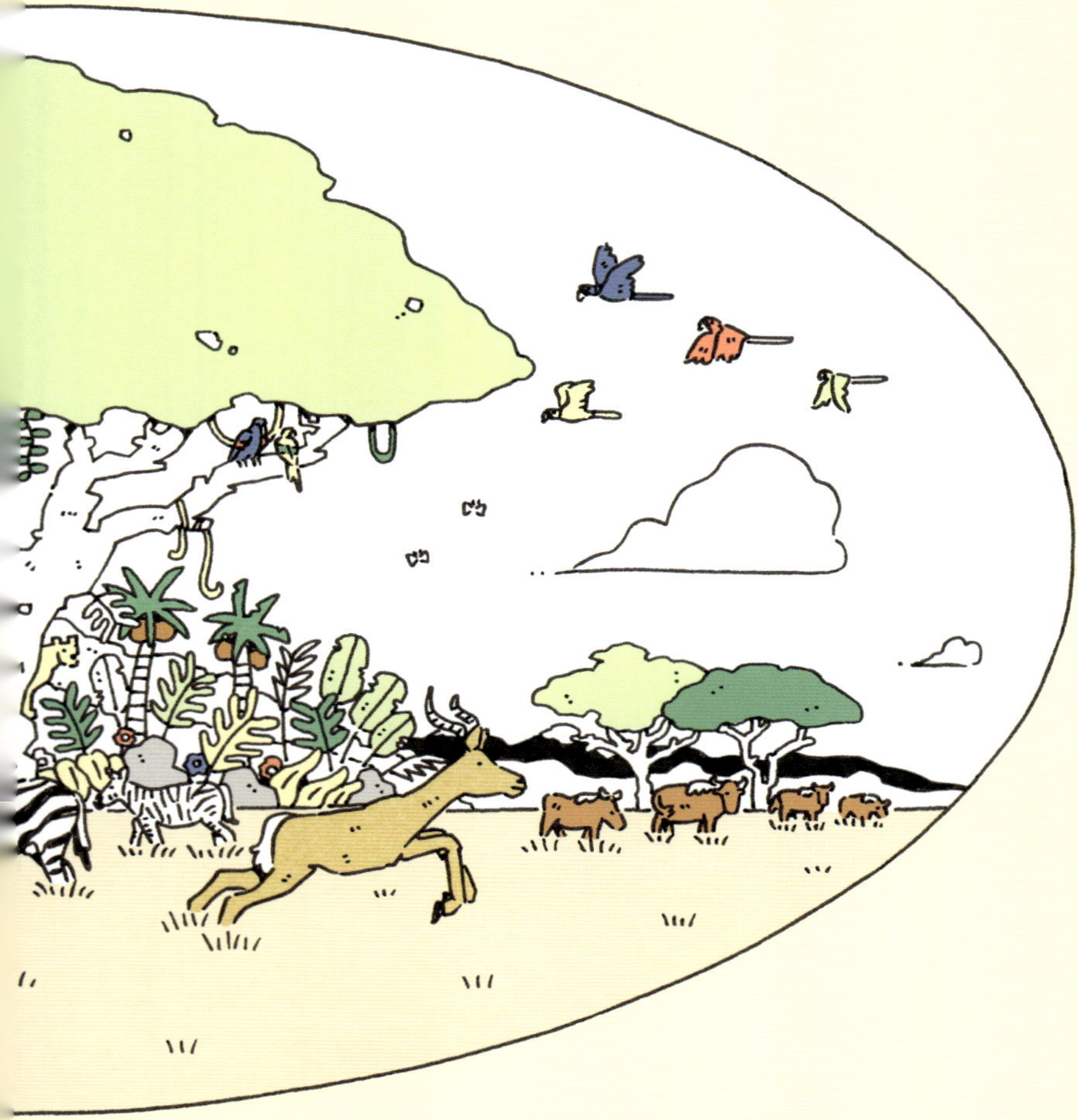

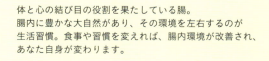

体と心の結び目の役割を果たしている腸。
腸内に豊かな大自然があり、その環境を左右するのが
生活習慣。食事や習慣を変えれば、腸内環境が改善され、
あなた自身が変わります。

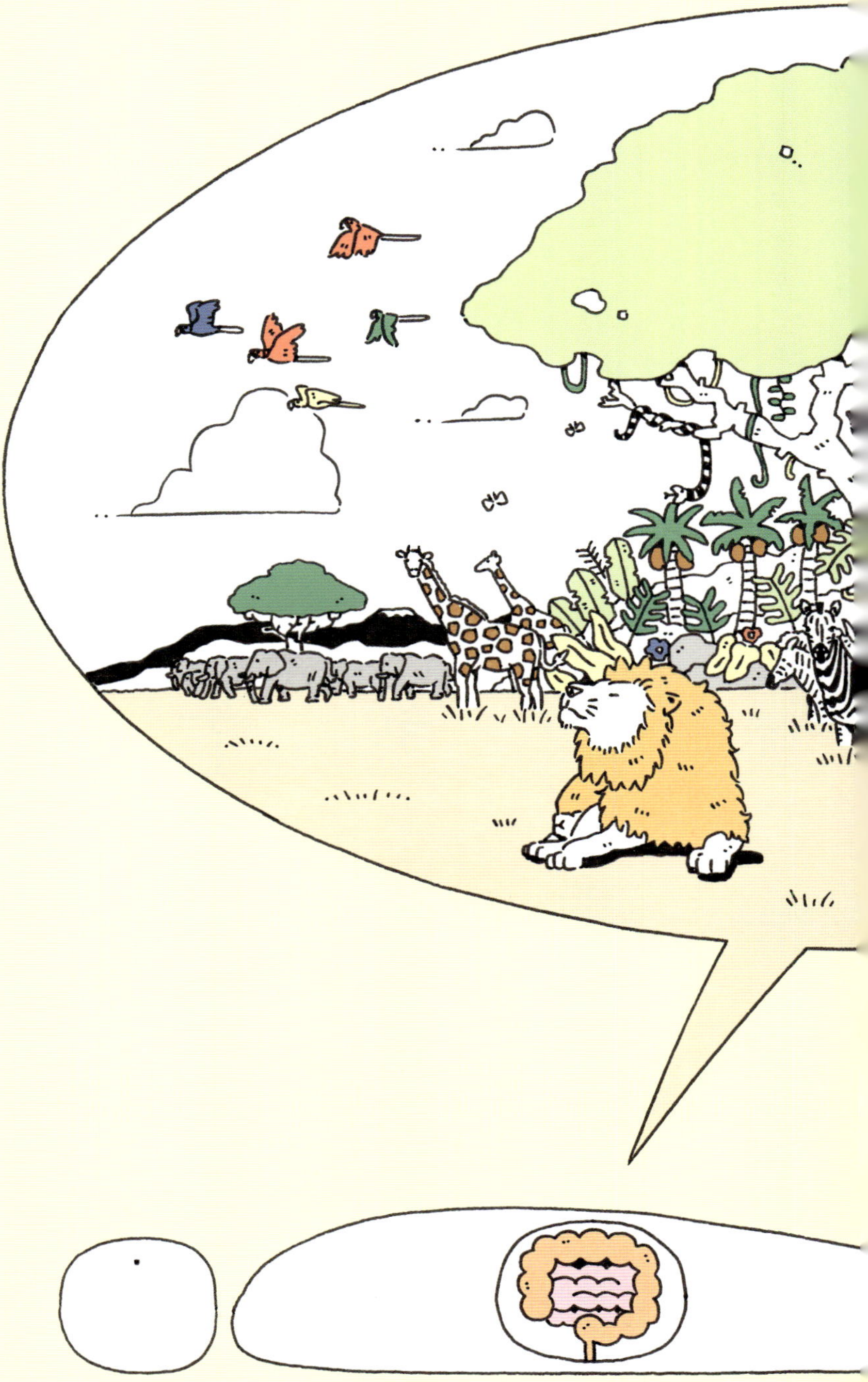

contents

ビジネスアスリートのための腸コンディショニング

はじめに　なぜ腸がパフォーマンスのカギを握るのか？……4

本書の使い方……16

デポルターレ式

3日間集中　腸コン・プログラム……017

● 3日間集中　腸コン・プログラムの目的……018

● 3日間集中　腸コン・プログラム基本ルール……020

● プログラム例……022

part 1

なぜ、腸がパフォーマンスのカギを握るのか？

…43

コラム1 腸にまつわる言葉…42

- 体における腸のタスクとは…44
- 腸内フローラは人間社会と同じ？…48
- 細菌を善悪で判断するのはナンセンス…52
- 一流の証〝セロトニン〟も腸内でつくられる…56
- 腸と脳は直通ルートでつながっている…60
- 太るも痩せるも腸内細菌次第？…64
- 腸をブラック企業にしないために…68
- 汚れた腸ではパフォーマンスが上がらない…72
- トップアスリートの腸内細菌がほしい！…76
- 企業も腸内フローラもダイバーシティの時代…80

コラム❷ リラックス効果のあるツボ…84

part 2
運動で腸を動かす…85

●体を動かして積極的に腸を整える…86
腸に効く筋トレ－…89
腸に効く筋トレ2…90
腸に効く筋トレ3…92
腸に効く筋トレ4…93
●ヨガは副交感神経を優位にする…94
腸に効くヨガ－…97
腸に効くヨガ2…98
腸に効くヨガ3…100

part 3
メンタルから腸を癒す…101

●腸とメンタルは一心同体…102
●デジタルデトックスのすすめ…106
●腸とメンタルを整える瞑想の習慣…110
●朝の瞑想…112
●夜の瞑想…113

part 4

食事で腸を整える……115

コラム3 胃腸の不調に効くツボ……114

- 結果を生む体づくりは腸が喜ぶ食事から……116
- 腸が喜ぶ食事1 キレートフード……120
- 腸が喜ぶ食事2 善玉菌の大好物……122
- 腸が喜ぶ食事3 レジスタントスターチ……124
- 腸が喜ぶ食事4 肝機能の強化……126
- 腸が喜ぶ食事5 タンパク質のとり方……128
- 腸が喜ぶ外食&中食のポイント……130
- お酒とたばこのとりすぎには要注意……134
- 「空腹」が心身を研ぎすます……136

デポ戦士 INTERVIEW 01 広島東洋カープ 加藤拓也……138

デポ戦士 INTERVIEW 02 マイナビ/KBSC 坂口佳穂……144

- デポ戦士腸内細菌データ……150
- おわりに……154

本書の使い方

本書では３日間集中腸コン・プログラムと、腸コン（腸コンディショニング）に必要な情報をカテゴリ別に紹介。読み進めるうちに、腸の働きやコンディショニングのために何をすべきかを知ることができる流れになっています。腸コンの基本は、運動、メンタル、食事の３本柱。内外から、腸を整えていきましょう。

３日間集中腸コン・プログラム

デポルターレ式3日間集中腸コン・プログラムの基本ルール、
実践例を紹介しています。

↓

part1 基礎知識

腸の働きを知る
まずは、腸や腸内細菌の働きなど、基礎知識を紹介。
腸を知り、腸コンの必要性を認識しましょう。

３つの腸コン・メソッドとは？

part2 運動

運動で腸の蠕動運動を
促したり、
自律神経のバランスを
整えることで、
腸を整えていきます。

part3 メンタル

ストレスを感じると腸
の動きが鈍くなるなど、
腸とメンタルはリンク
しています。
メンタル面のケアも
必要です。

part4 食事

腸内フローラの環境を
良くするためには、
腸内細菌が喜ぶ食事を
とることが必須。
食べるものは内側から
腸に直接作用します。

プログラムを実施

↓

「腸」から「自分」が変わる手応えを実感！

デポルタ―レ式

3日間集中

腸コン・プログラム

Let's get started!

3日間集中

腸コン・プログラムの目的

今を生きる私たちの生活は、腸にとって、つまり体にとって毒となるものを溜め込みやすい環境にあります。

飲料水の殺菌に用いられる消毒剤、保存料、農薬、家畜のえさにも使用される抗生物質、そしてPM2・5や放射性物質などの化学物質。これらは直接的に腸内細菌の生態系を蝕んでいきます。

もちろん、ジャンクな食事やたばこ、アルコールといった嗜好品は悪玉菌の繁殖しやすい環境をつくり、タイムラインで流れてくるジャンクな情報は脳にとってのノイズとなります。

こういった状況下において最高のパフォーマンスを発揮し続けるためには、腸のコンディションを意識した生活を送ることが大切です。腸をクリアにすることで、心身が研ぎすまされる感覚を得ることができるでしょう。その感覚を知れば、腸をコンディショニングする習慣が身につくはず。そのきっかけづくりとなるのが、3日間の腸コン・プログラムです。

このプログラムでは、運動、メンタル、食事など多方向から腸を整えるメソッドを紹介しています。どれかひとつだけでなく総合的に行うことで効果的にコンディションを整えることができるでしょう。

すでにトップアスリートが行っているプログラムを、ビジネスアスリートが実践しやすいようアレンジしているので、平日仕事をしながらでも実践が可能です。実際、私のクラブに通う一流ビジネスアスリートが実践し、体重が減る、便秘が解消される、集中力アップ、疲労の減少など多くの変化を実感しています。

もう、「時間がない」は通用しません。腸は、宿主であるあなたのジャッジで生まれ変わるのです。

3日間集中腸コン・プログラム　基本ルール

プログラム実施にあたり、基本となるルールを紹介します。次のページからプログラム例を紹介していますが、以下の基本ルールを押さえれば、各項目を行うタイミングは多少前後しても問題ありません。

22ページ〜41ページのプログラム例を参考に3日間行う

22ページから、腸コン・プログラムの1日のプログラム例を掲載しています。そちらを参考に、3日間連続して同様のプログラムを実施してください。

アルコールは避ける

プログラム実践時は、アルコールは避けましょう。

たばこは避ける

プログラム実践時は、たばこは避けましょう。

毎日、汗をかく運動をとり入れる

ヨガ、ウォーキング、ランニングなど発汗をともなう有酸素運動を20〜60分ほど取り入れてください。仕事の予定に合わせて、取り入れやすい運動をあらかじめスケジュールに組み込んでおきましょう。

腸をいたわる食事

排泄、消化吸収など腸の働くタイミングに合わせた食事をとります。メニューはプログラム例を参考に、手に入る食材や市販のもので多少アレンジしても構いません。野菜やフルーツは、新鮮なものを選んでください。普段から、質の良い食材を購入できる店を把握しておくことも大切です。

デジタルデトックスを行う

プログラム中の3日は、仕事以外のメールやSNSは避けましょう。PC、スマホだけでなくテレビも就寝2時間前には遮断しましょう。

湯船につかる

入浴は毎日行ってください。その際、シャワーだけで済まさず、じんわりと汗をかくくらいまで湯船につかることがポイントです。

瞑想を行う

質の良い睡眠のためにも、就寝前に5〜10分程度の瞑想を行います。

質の良い睡眠をとる

必ず24時（できれば22時）までに就寝し、睡眠時間を6時間以上確保してください。

季節の変わり目に行うと効果的

3日間集中腸コン・プログラムは1回行うだけでも腸を整える効果やデトックス効果がありますが、年4回、季節の変わり目ごとに行うことで安定した腸内環境を持続できます。

1日実施するだけでも効果あり

腸コン・プログラムは3日間が基本ですが、生活習慣の乱れなどから実施が難しい場合は、1日行うだけでも効果はあります。2度目は2日間、3度目は3日間と除々に期間を伸ばしていくのもいいでしょう。

プログラム期間外も実施

3日間プログラムの実施期間以外でも、取り入れられる習慣は続けて行いましょう。朝食だけ、瞑想だけ、ヨガだけなど、無理のない範囲で続けることが安定した腸をつくり、高パフォーマンスを保つことにつながります。

4:00 am – 11:00 am

Good morning!

排泄の時間

健康の観点からすると、
午前中(午前4時から11時)は
排泄の時間と
考えられています。
この時間帯に効率よく
排泄を促すためにも、
朝起きたら白湯を飲み、
排泄のツボを刺激、
できるだけ消化に負担をかけない
朝食をとります。
また、筋トレで腸を刺激し、
朝の瞑想で集中力を高めましょう。

白湯を飲む

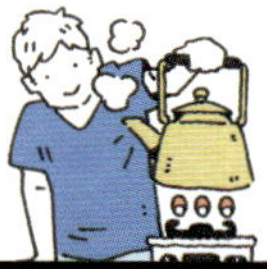

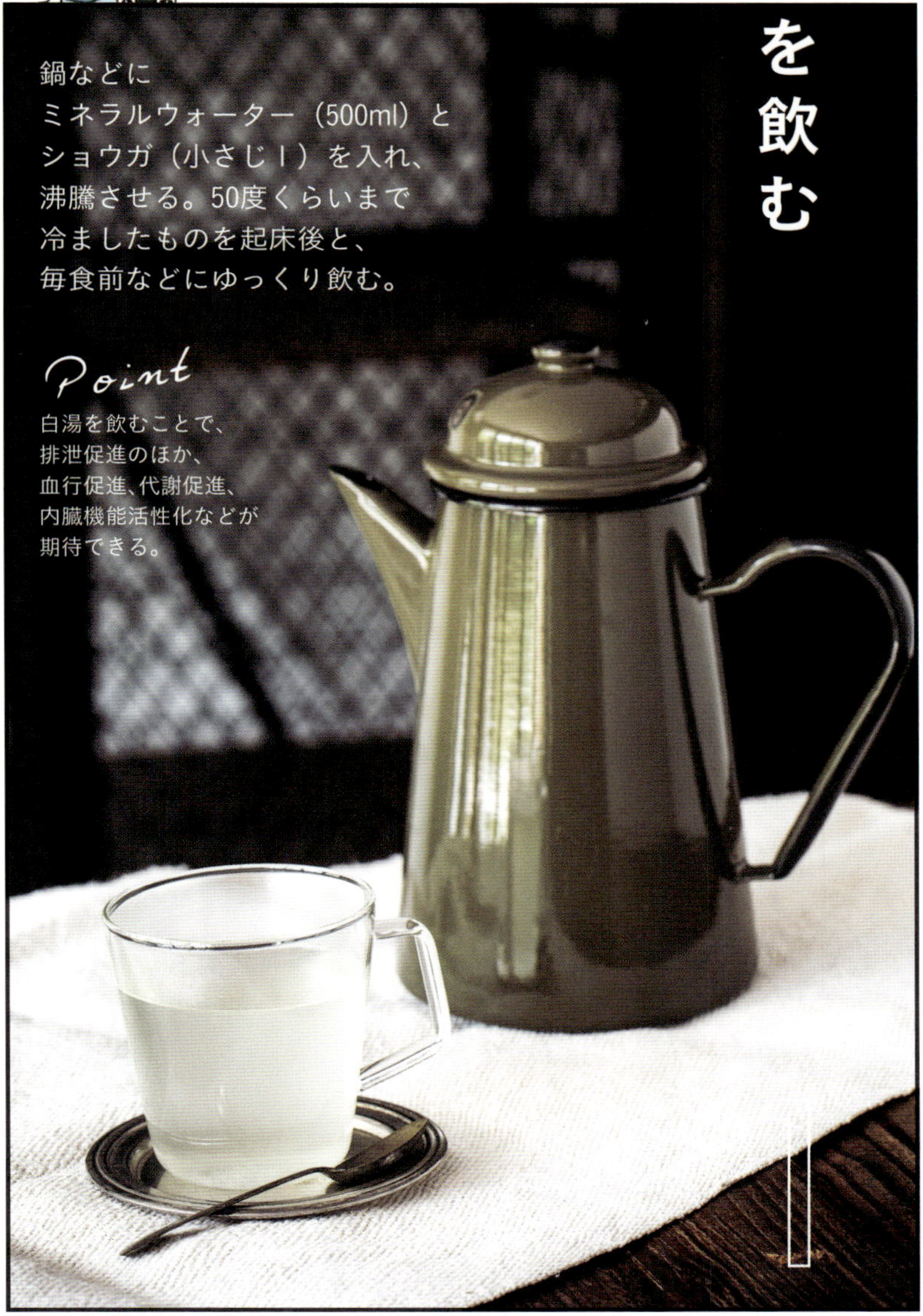

鍋などに
ミネラルウォーター（500ml）と
ショウガ（小さじ1）を入れ、
沸騰させる。50度くらいまで
冷ましたものを起床後と、
毎食前などにゆっくり飲む。

Point

白湯を飲むことで、
排泄促進のほか、
血行促進、代謝促進、
内臓機能活性化などが
期待できる。

朝の瞑想をする

Let's Try!

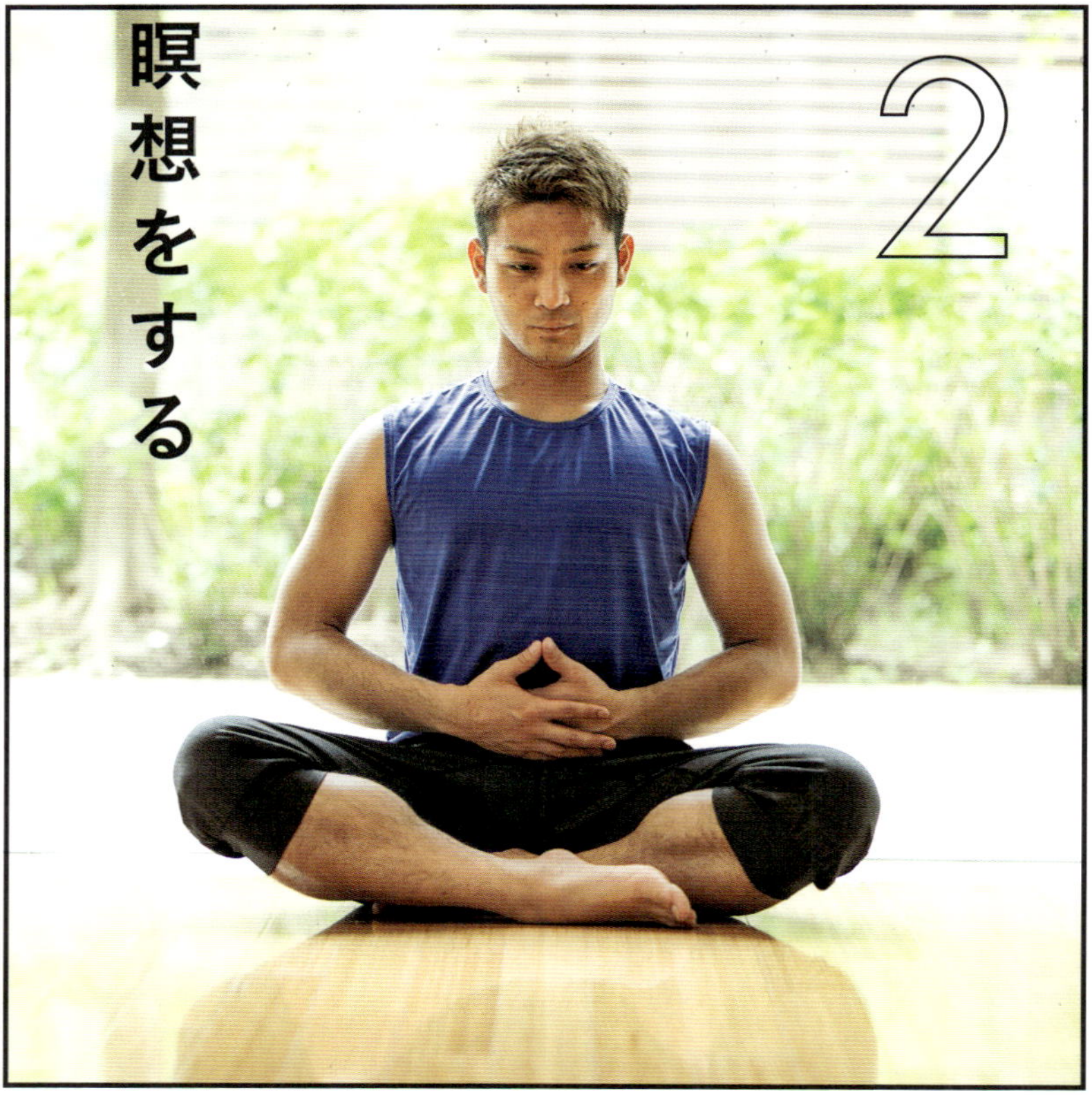

2

112ページを参考に、朝の瞑想を行います。
朝の瞑想で交感神経を働かせ、集中力を高めていきます。
とはいえ、あまり厳密でなくても構いません。
目を閉じて深い呼吸を続ける瞑想を習慣化すれば、
情緒も長期的に安定し、常に平常心を保ことができるでしょう。

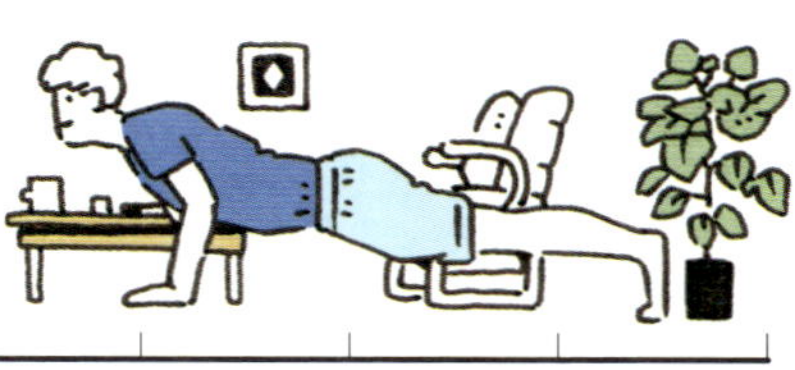

筋トレをする

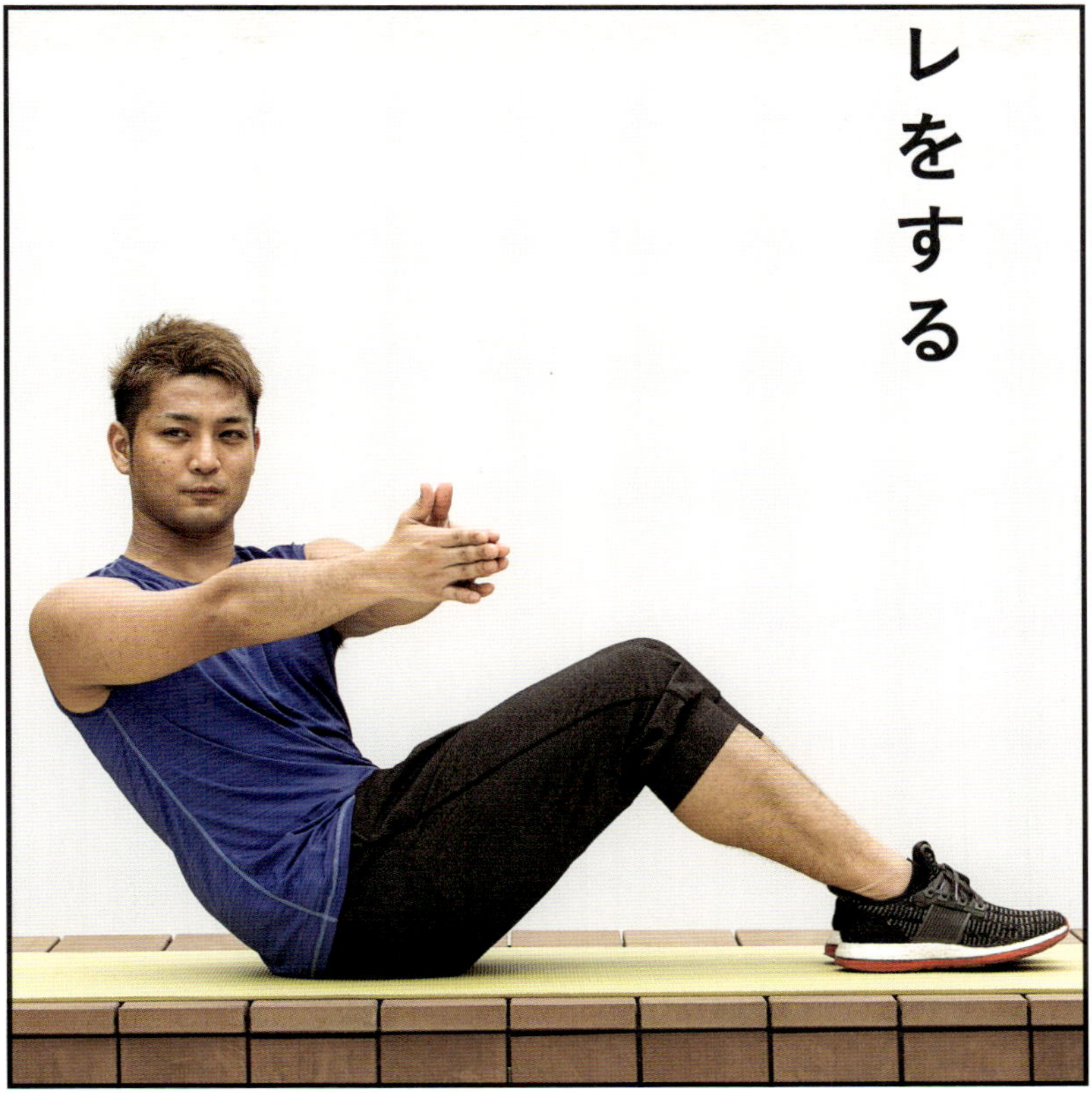

腸を刺激して排泄を促すとともに、
１日の活動の集中力を高めます。また、筋肉の増強を助ける
ホルモンの値が高い午前中の早い時間に筋トレを行うことで
有効活用できるという利点もあります。
89〜93ページの筋トレから好みのものをピックアップ、
もしくはすべての運動を行いましょう。

4 朝食をとる

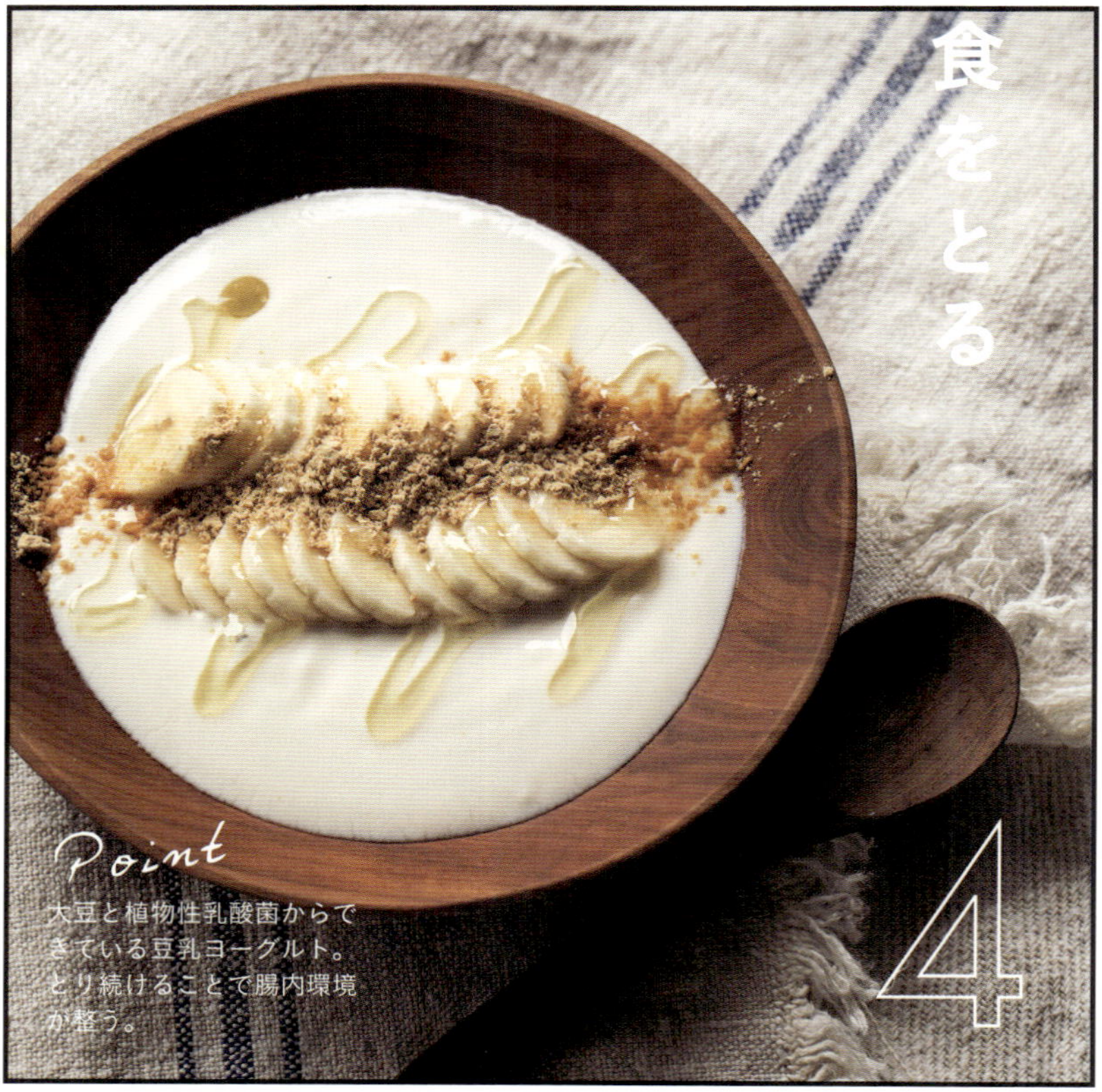

Point
大豆と植物性乳酸菌からできている豆乳ヨーグルト。とり続けることで腸内環境が整う。

午前中は排泄の時間と捉えるため、
できるだけ消化に負担のかからない朝食が理想。
フルーツだけでも OK ですが、腸のことを考えると
植物性乳酸菌や植物性たんぱく質が補える豆乳ヨーグルトと
いっしょに。ちなみに乳製品とフルーツは食べ合わせが悪いため、
一般的なヨーグルトでつくる場合はバナナを除きます。

Have a good day!

豆乳ヨーグルト・ボウル recipi

材料(1人分)

豆乳ヨーグルト…200g
バナナ…1本
きなこ…大さじ1
はちみつ…大さじ1

作り方

器に豆乳ヨーグルトを入れ、好みのサイズにカットしたバナナをのせる。きなこ、はちみつをかける。

plus + つぼを刺激する

便秘や下痢などに効果がある合谷、
上巨虚のツボを刺激し、排泄を促します。
気持ちいいと感じる強さで行い、
特に回数などに制限はありません。
これは午前中に限らず、通勤中やオフィスでもできる
セルフケアなので習慣づけるといいでしょう。

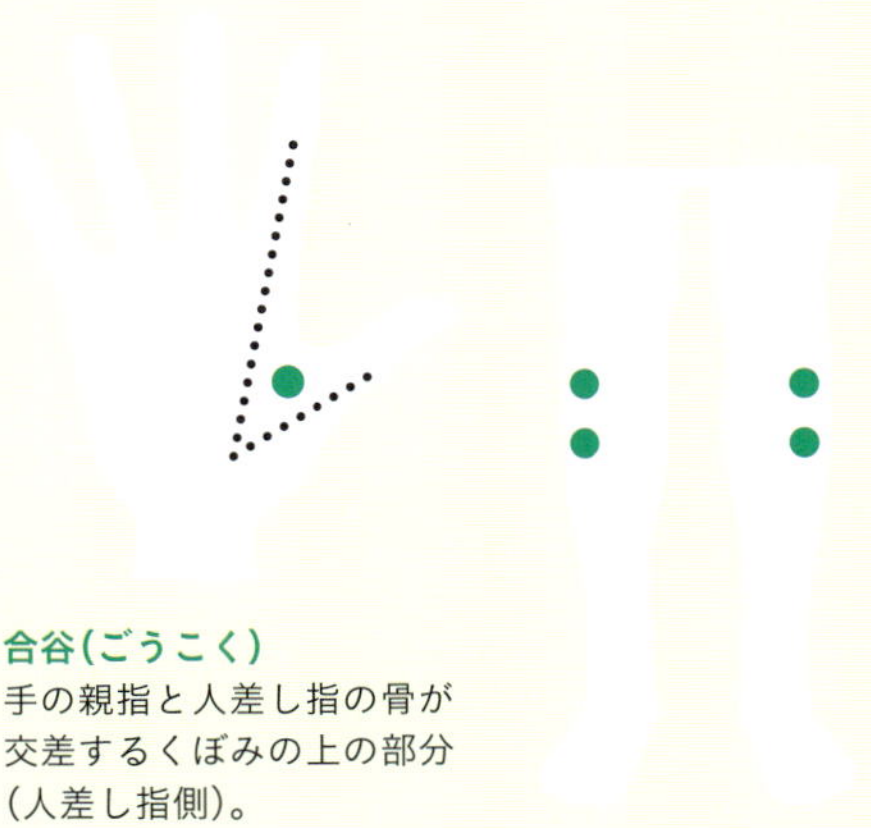

上巨虚(じょうこきょ)
足三里(膝の外側で、お皿から指4本分ほど下がったくぼみにあるツボ)から、指4本分下がったところにあるツボ。

合谷(ごうこく)
手の親指と人差し指の骨が交差するくぼみの上の部分(人差し指側)。

12:00 am – 19:00 pm

Good evening!

栄養吸収と消化の時間

起床から3時間を過ぎると
内臓がようやくフル稼働をはじめ、
栄養を吸収する準備が整います。
正午から19時頃までは
とりこんだ食事を消化し、
栄養素を効率よく吸収できるので
食事に適した時間と言えます。
また、この時間にきちんと
仕事に集中し
夜の睡眠時間を確保しましょう。

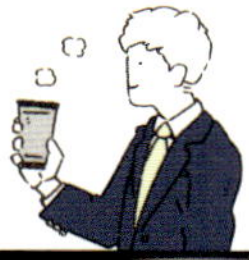

1 水分を補給する

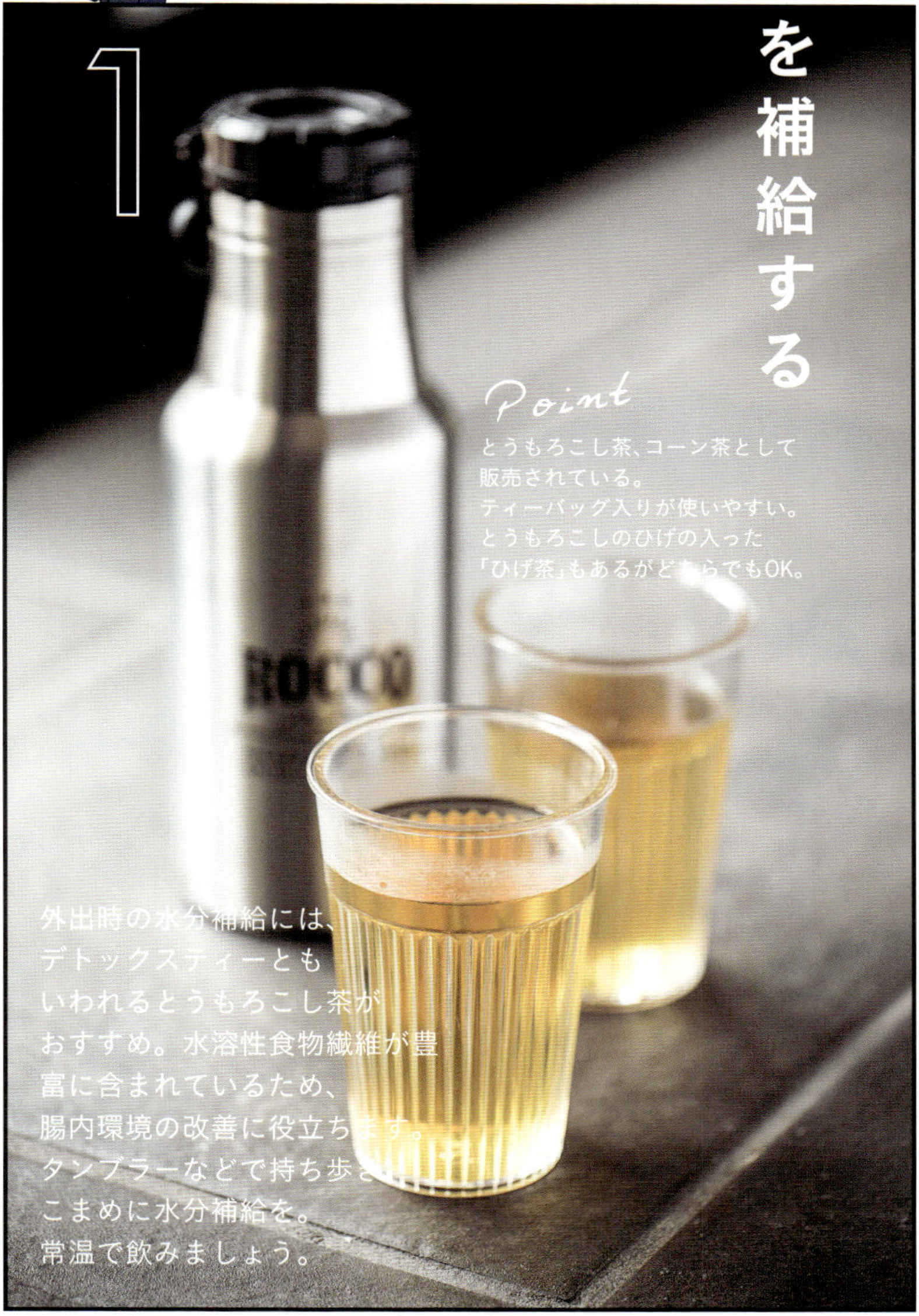

外出時の水分補給には、デトックスティーともいわれるとうもろこし茶がおすすめ。水溶性食物繊維が豊富に含まれているため、腸内環境の改善に役立ちます。タンブラーなどで持ち歩き、こまめに水分補給を。常温で飲みましょう。

Point

とうもろこし茶、コーン茶として販売されている。
ティーバッグ入りが使いやすい。
とうもろこしのひげの入った「ひげ茶」もあるがどちらでもOK。

昼食をとる 2

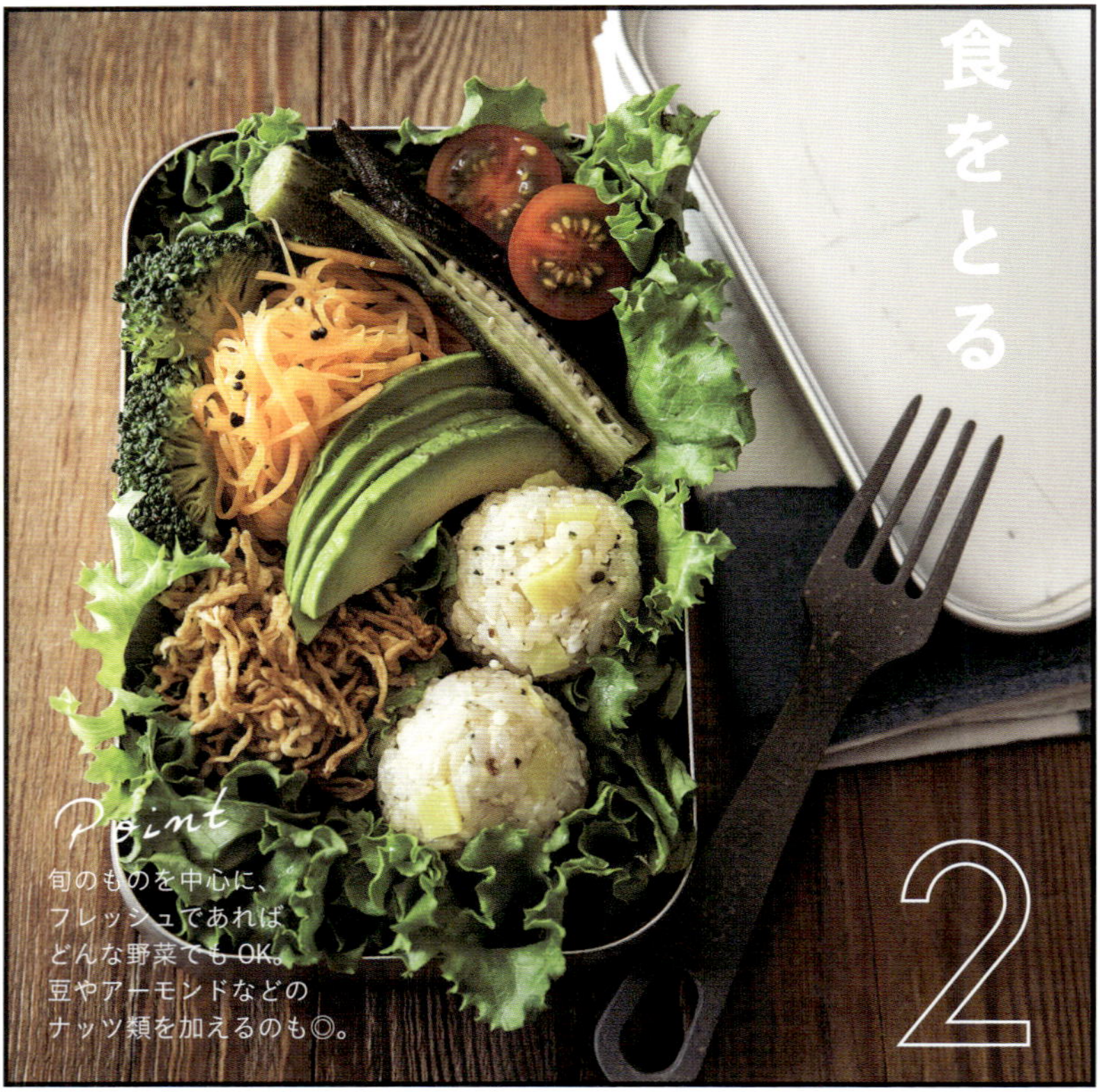
Point
旬のものを中心に、
フレッシュであれば
どんな野菜でもOK。
豆やアーモンドなどの
ナッツ類を加えるのも◎。

アメリカ発のヘルシーなワンプレート“ブッダボウル”には
野菜やナッツ類、雑穀など、善玉菌の好物が
たっぷり入っているので、腸コンにぴったり。
市販のものや品目の多いサラダなどでも代用できます。
肉は悪玉菌を増やして、腸内環境を乱す一因になるので
３日間のプログラム中は避けてください。

ブッダボウル recipi

材料（1人分）

ヘンプおにぎり…2個

- 玄米…120g
- たくあん（あればみそ漬け）…3切れ
- ヘンプシード※…大さじ1
- ヘンプオイル※…小さじ1

にんじんのラペ（作りやすい分量、約3人分）

- にんじん…1本
- バルサミコ酢…小さじ1
- Ⓐ はちみつ…小さじ1
- Ⓐ オリーブ油…小さじ1
- Ⓐ 粒マスタード…小さじ1

オクラグリル…4本分

- オクラ…4本
- オリーブ油…小さじ1/2
- 黒こしょう…少々

切り干し大根のしょうゆ和え

- 水に戻してしぼった切り干し大根…5g
- しょうゆ…小さじ1/2

- ブロッコリー…1房
- アボカド…1/3個
- ミニトマト…1個
- フリルレタス…3枚

作り方

1. ヘンプおにぎりをつくる。玄米を好みの柔らかさに炊き、1cm角に切ったたくあん、ヘンプシード、ヘンプオイルと和える。2～3個分のおにぎりにする。
2. にんじんラペをつくる。細めの千切りにしたにんじんに、Ⓐを和える。冷蔵庫で2～3日保存できるので、3日分まとめてつくるといい。
3. オクラグリルをつくる。トースターに縦半分に切ったオクラをのせ、オリーブ油、黒こしょうをかける。5分ほど焼く。
4. 切り干し大根としょうゆを和える。
5. ブロッコリーは好みの固さにゆで、アボカドは種を取ってスライス、ミニトマトは半分に切る。
6. 容器にフリルレタスをしき、1～5を盛りつける。

※ヘンプシードは、消化しやすいプロテイン、アミノ酸、ビタミンを多く含んだスーパーフード。ヨーグルトにかけて食べても◎。ヘンプオイルは注目のオメガオイルがバランス良く含まれる。そのまま飲んだり、サラダやパンにかけるオイルとして使用。（協力／ヘンプフーズジャパン　hempfoods.jp）

12:00am－19:00pm

Let's Try!

2

歩く、汗をかく

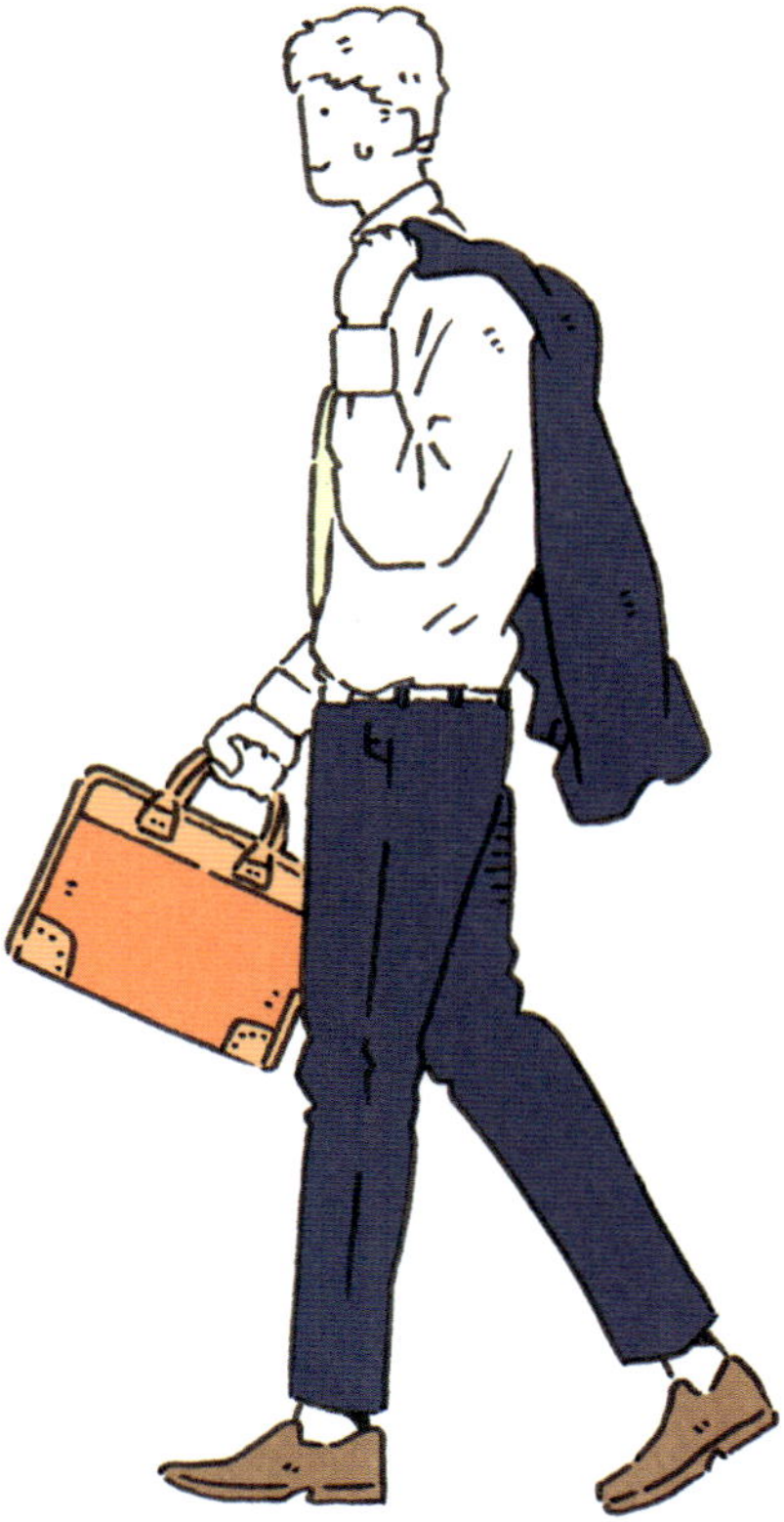

昼休みや移動時間を利用してヨガやウォーキング、ランニングなど、
発汗をともなう20～60分程度の有酸素運動を行いましょう。
この運動はスケジュールによって午前中に行っても構いませんので、
通勤時にひと駅分歩くなど時間を有効利用してください。
運動の際はデトックスティーなどで水分補給も忘れずに。

3

SNSは見ない

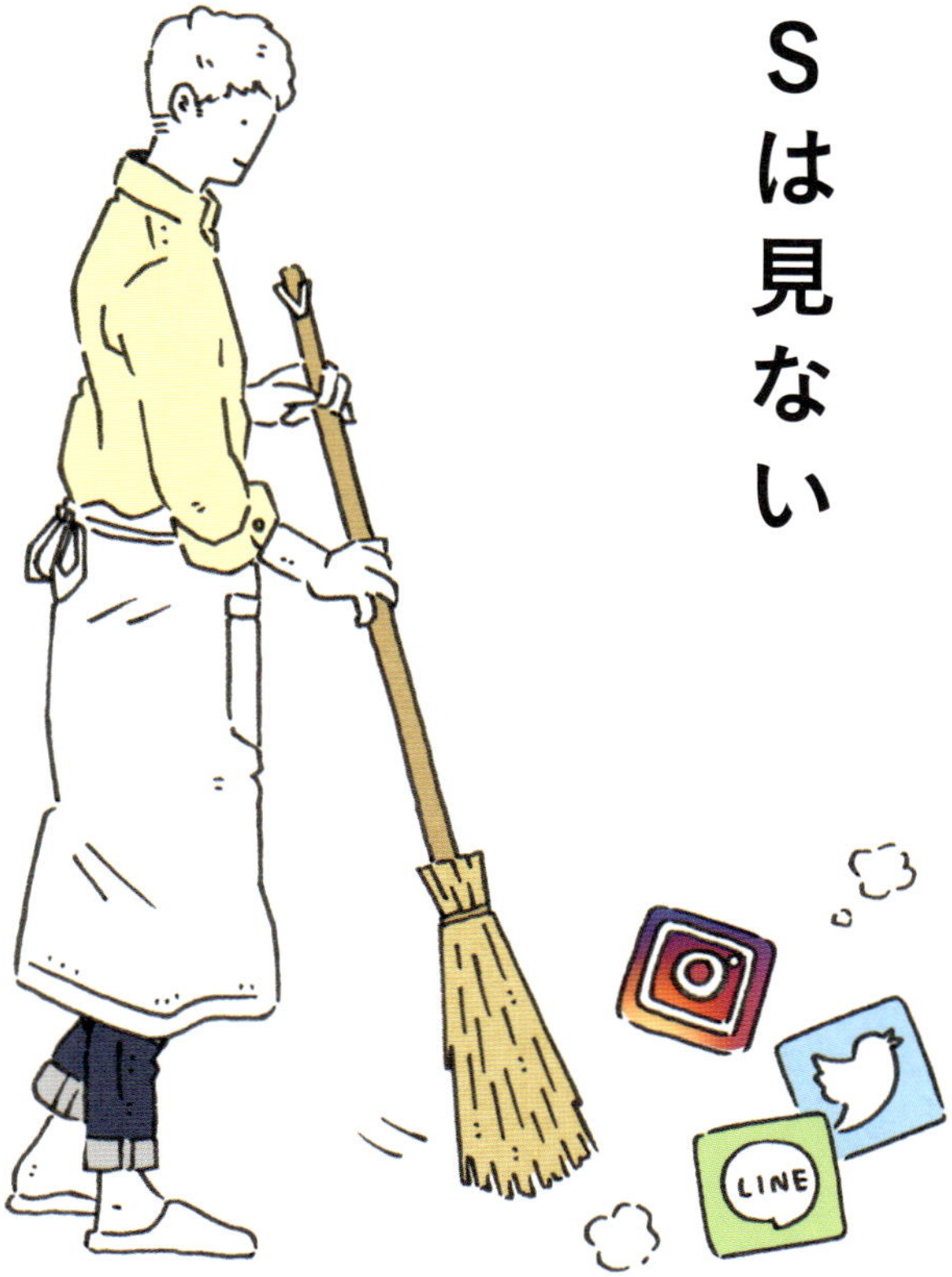

メールチェックなど仕事以外のデジタル利用は避けます。
スマートフォンに入っているSNSのアイコンも、
プログラム中の3日間は消去しましょう。
科学雑誌の研究によると、現代人は
1日に85回も携帯チェックをしているのだとか。
この時間を短縮すれば帰宅時間もコントロールできるはず。

19:00 pm – 4:00 am

Good night!

吸収と代謝の時間

この時間帯、腸は、昼に食事でとり入れた栄養素を吸収し体づくりに利用するという働きをしています。

副交感神経優位の状態にして腸をきちんと働かせるためにも早めの夕食、睡眠時間の確保を心がけてください。

食べる時間が遅くなる場合は、できるだけ消化に負担をかけないメニューを選びましょう。

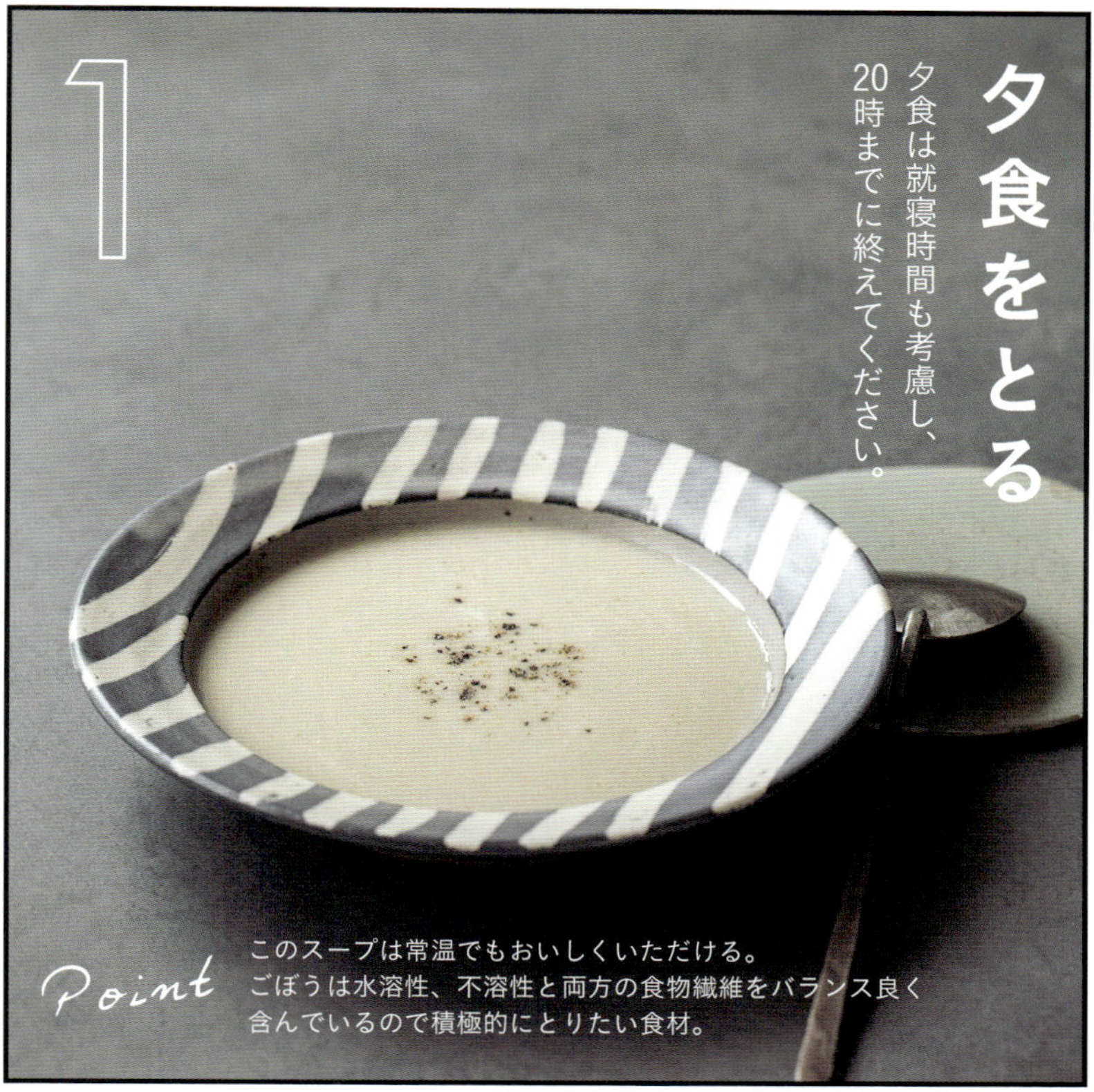

1 夕食をとる

夕食は就寝時間も考慮し、20時までに終えてください。

Point このスープは常温でもおいしくいただける。
ごぼうは水溶性、不溶性と両方の食物繊維をバランス良く含んでいるので積極的にとりたい食材。

ごぼうポタージュスープ recipi

材料(1人分)

ごぼう…10cm　たまねぎ…1/4個
オリーブ油など好みの油…適量　オートミール…大さじ1
水…100ml　豆乳…200ml　塩、こしょう…各少々

作り方

❶ごぼうは、たわしなどで泥を落とし、小口切りにする。たまねぎはスライス。
❷フライパンにオリーブ油をしき、❶とオートミールを入れて炒める。たまねぎがしんなりして透き通ってきたら、水と塩を加えて弱火で約20分煮る。
❸❷をフードプロセッサーなどに入れて攪拌し、ペースト状にする。そこに豆乳を加えて鍋に戻して火にかける。沸騰直前で火を止め、塩、こしょうで味つけをしたら完成。

入浴する

プログラム中の入浴は、シャワーではなく、湯船につかりましょう。

その際、バスソルトを入れたお湯で、じんわりと額に汗をかくくらいまでゆっくりつかることが大切です。

汗をかくこと自体は交感神経の働きですが、発汗後の爽快感や心地よい疲れは、副交感神経への切り替えスイッチとなり、睡眠の質、ひいては朝の排泄効果を高めます。

Point

汗は、肌からの排泄。腸や腎臓など、毒素の排泄のために働く内臓に負担をかけないためにも、日頃から発汗で排泄を行うことを心がけましょう。

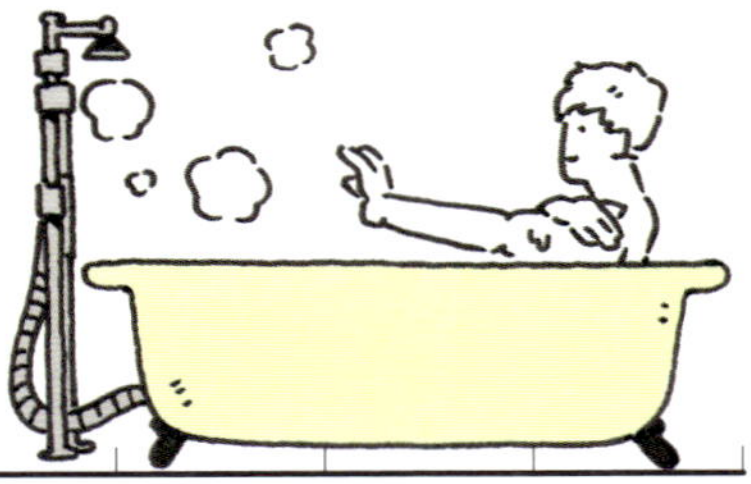

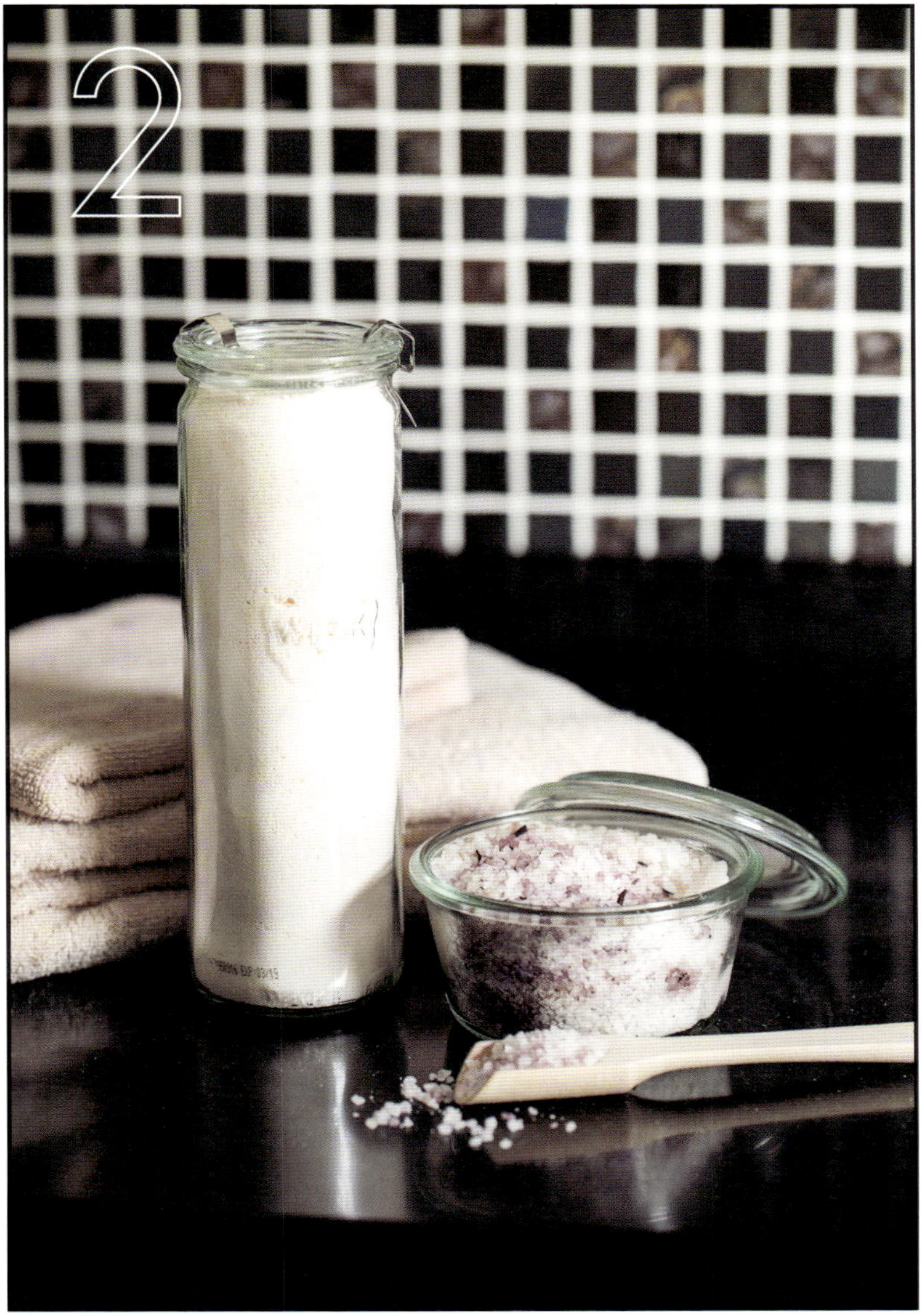
2

ヨガをする

3

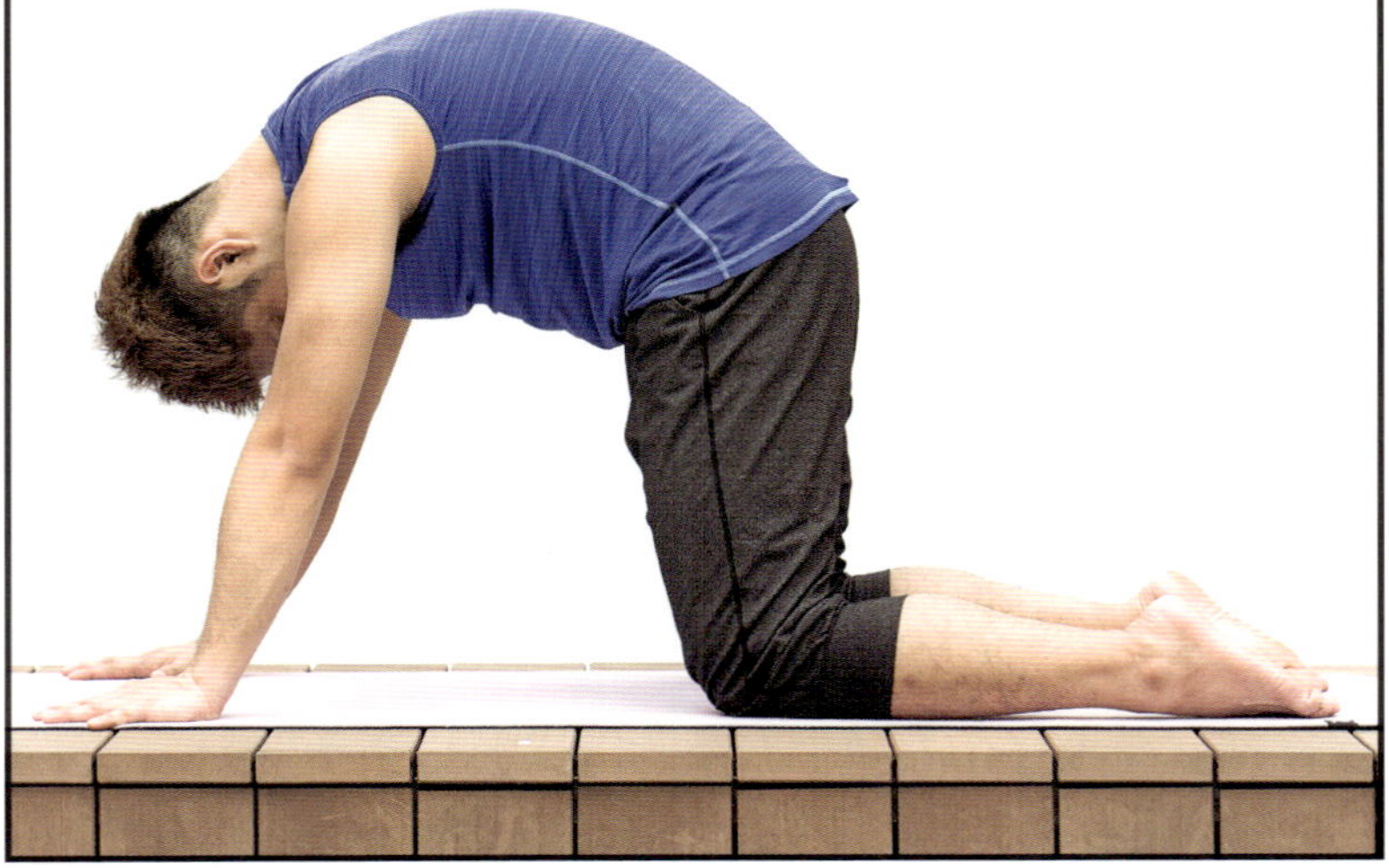

夜のヨガは体をリラックスさせ、副交感神経を優位にし
安眠を得るのに有効です。97〜100ページを参考に、難しいポーズではなく、ベッドの上もできるようなリラックスポーズを選びましょう。
普段ヨガを行っている人はチャイルドポーズなど
好みのポーズで構いません。

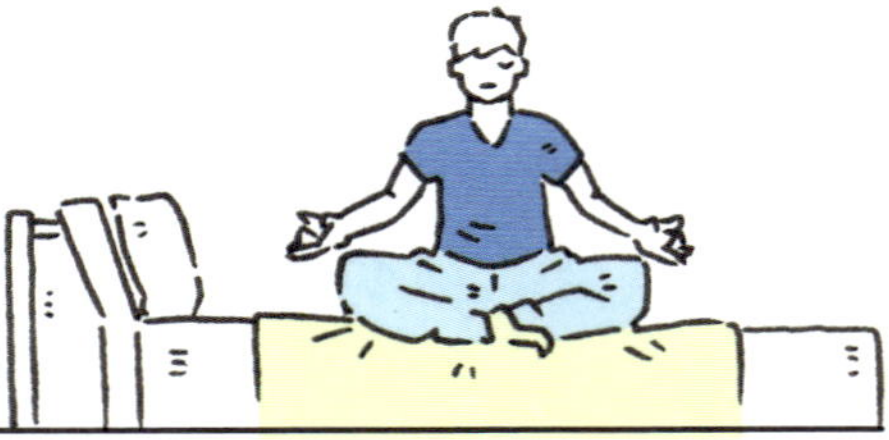

夜の瞑想をする

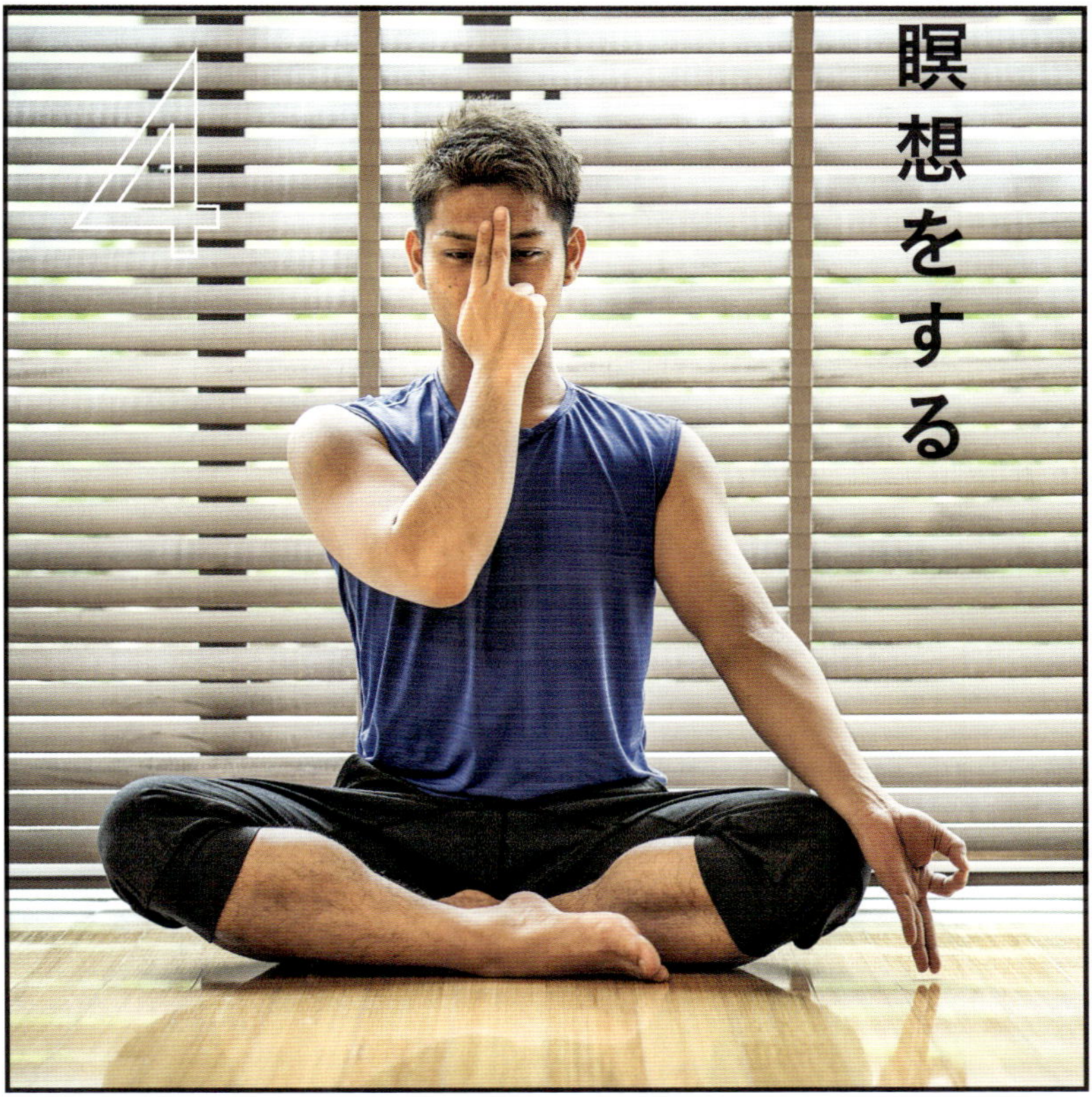

113ページを参考に、夜の瞑想を５～10分行います。
瞑想状態では、脳内でセロトニンが活性化されるといわれ、
心地よい睡眠を促します。反対に、人工的なブルーライトは
睡眠に悪影響となるため、SNSはもちろん、就寝2時間前はPC、
テレビ、スマートフォンの使用を遮断しましょう。

質の良い睡眠をとる

プログラム中の3日間は、
22時（遅くとも24時）までに就寝してください。
さらに睡眠時間は6時間以上を確保しましょう。
就寝後、体の休息時に副交感神経が優位に
働くことにより、腸など内臓の働きが
活発になり、新陳代謝が進み、体の修復や
疲労回復が行われます。朝の排泄に備えるためにも、
質の良い睡眠と、睡眠時間を確保してください。

Point

体が冷えると、腸内での
セロトニン分泌を
低下させてしまうため、
冷え性の方、冬期などは、
就寝時に腹巻きや湯たんぽで
お腹を温めましょう。

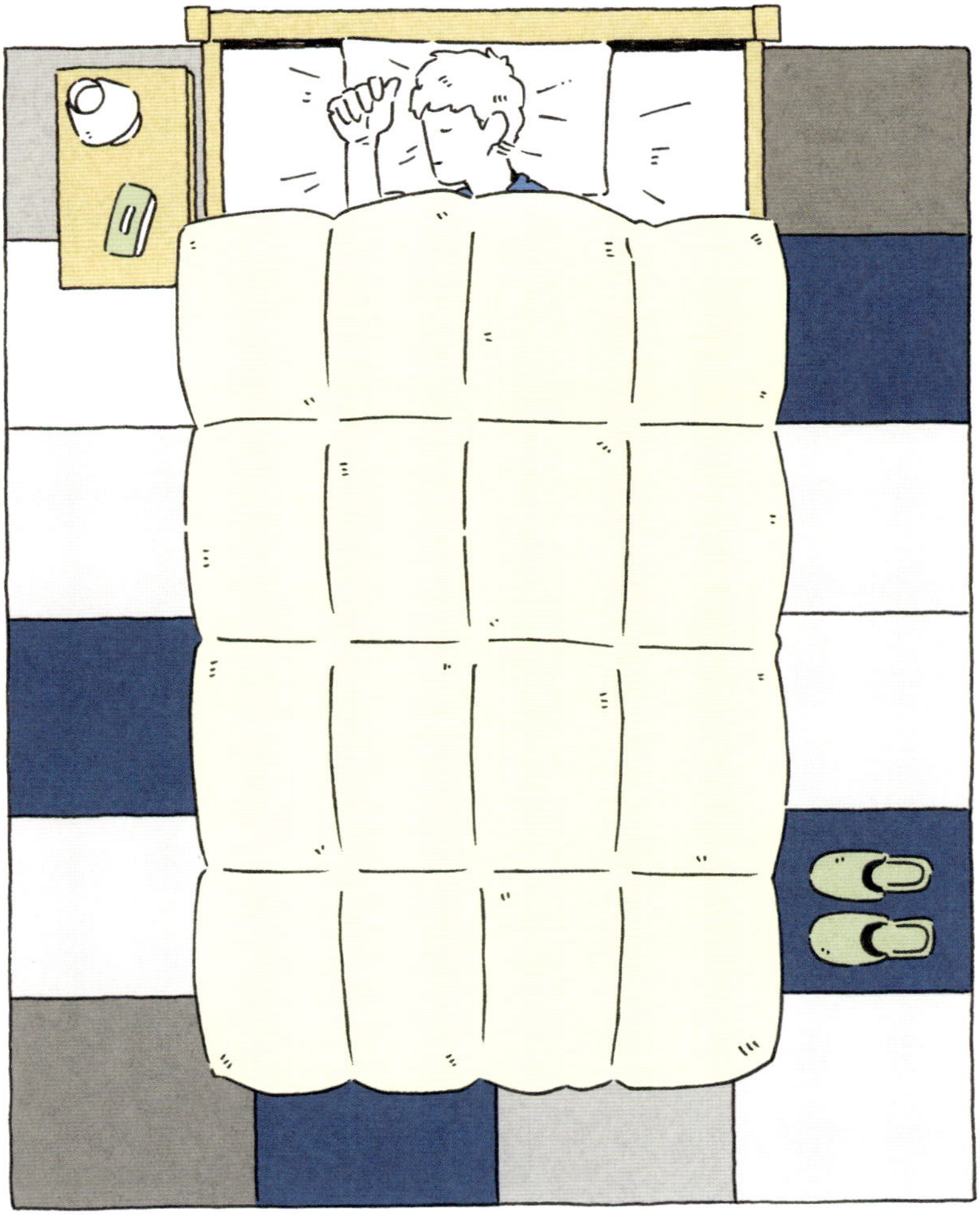

COLUMN

1

腸にまつわる言葉

耐えがたいほどのつらい思いを表す「断腸の思い」。手がつけられないような激しい怒りを表す「はらわたが煮えくり返る」。他にも、感情をさらけ出して話し合うことは「腹を割る」、気力を失うことは「腑抜けになる」、決心して臨むことは「腹をくくる」、納得できないことは「腑に落ちない」、心に悪企みを秘めていることは「腹黒い」、機嫌が悪いことは「腹の虫の居所が悪い」など、腸や腹がメンタルの状態を表していることわざは数限りなく存在します。あらためて「はらわた」や「腹」「腑」を辞書で調べてみると、内臓という意味の他に、「心、精神、性根、根性」などと明記されていました。

日本で「腸内フローラ」という言葉が世を賑わせはじめたのは2015年頃のこと。実験結果に基づくエビデンスが数多く挙げられ、腸内細菌が人の心のあり方に影響を及ぼしていることを多くの人が理解するようになりました。

けれどもこれらのことわざをみると、人々は大昔から「心は腸にあり」ということを体で感じていたことが分かります。しかも、これは日本人独特の感覚というわけでもないようです。「断腸の思い」の語源は中国の故事であり、また、英語でも「断腸の思い」に相当する「gut-wrenching」という表現が使われているのです。そう考えると、心は腸にあるのだという実感は、時代も国境も越えた人類共通のものなのでしょう。この感覚こそ、医学的なエビデンスに匹敵するほど、信頼に足るものなのかもしれません。

part 1

なぜ、腸がパフォーマンスのカギを握るのか？

腸の働きを知る

体における腸のタスクとは

そもそも、腸って何するところ？

消化吸収の一端を担う小腸と大腸

口、食道、胃、小腸、大腸、肛門。消化管は、長さ9ｍに及ぶ1本のチューブです。そして、口と肛門が外界に接しているので、「体の中にありながらも、体の外である」という、ちょっと変わった位置付けをされています。つまり、食べ物がこのチューブを通過しただけでは、栄養を「体の中」に取り込んだとは言えません。栄養を取り込むために、消化吸収という仕事をするのが、チューブの一部である小腸と大腸です。

食べ物は胃に入ると、胃酸と消化酵素のはたらきでどろどろのかゆ状になります。胃酸には殺菌作用があり、食中毒を引き起こすような菌は、ほとんどがここで撃退されます。

かゆ状になった食べ物は、蠕動運動によって小腸へ。小腸は、酵素のはたらきで食べ物を消化し、栄養分を吸収します。

栄養分が吸収された後の食べ物は、蠕動運動によってさらにその下の大腸へ。ここで、限界まで細かく分解されて栄養素と水分が吸収され、最終的な残りカスから便ができあがり、ようやく排出ということになります。

口に入ってから便として出てくるまでの時間は食べ物によって違いますが、24時間から48時間ほど。消化管にとっては大仕事です。

「第3の臓器」である腸内細菌が棲む！

しかし、腸のタスクはこれだけではありません。近年の研究により、さまざまな事実が判明し、いまや腸は「第2の脳」と呼ばれています。

生物の進化の過程を見てみましょう。情報の処理や伝達という高度な仕事をする神経細胞、ニューロン。ニューロンといえば、脳の話だと思われがちですが、このニューロンが生物史上最初に姿を現したのは、イソギンチャクやクラゲなど、脳を持たない腔腸動物の腸内でした。つまり、脳のルーツは腸にあるのです。

脳の原型である腸は高度な神経系を持っていて、自力でさまざまな判断を下すことができます。たとえば、食中毒の原因になるような菌が胃で殺菌されずに腸内に侵入してきたとき、腸は下痢や嘔吐を引き起こすことで素早くその菌を体外に出そうとします。これは、脳には出せない指令です。脳死に陥った人の腸が生き続けられるのも、独自の神経系が働いているからなのです。

この「第2の脳」である腸に棲んでいるのが、「第3の臓器」と呼ばれる腸内フローラです（「第1の臓器」は皮膚、血管、角膜、神経、「第2の臓器」はいわゆる五臓六腑だと言われています）。

詳細は後述しますが、腸内フローラは、まさに人のパフォーマンスを左右する重要なはたらきをしています。たとえば、幸福感ややる気などポジティブな感情をつくり出すセロトニンやドーパミンなどの神経伝達物質。これらは脳内にあるものですが、その95％以上をつくっているのが腸内フローラです。

また、脂肪の蓄積を抑える短鎖脂肪酸や、大量の免疫細胞をつくり出しているのも腸内フローラなのです。

腸がハイパフォーマンスのカギ

「9mのチューブの一部分」と呼ぶには、あまりに大きな存在である腸。しかし、不摂生な生活をしながら、腸の活躍に期待するのは虫が良すぎるというもの。腸のポテンシャルを最大限に引き出すには、腸コンディショニングが必要です。実際、アスリートや企業の経営者など、常にハイパフォーマンスを求められる方々の多くは、すでに腸コンディショニングに取り組み始めています。腸コンディショニングには、難しい理論も、面倒な準備も必要ありません。そして、実践すれば必ず変化を実感できるものです。

腸の素晴らしい働きを見ていきましょう。

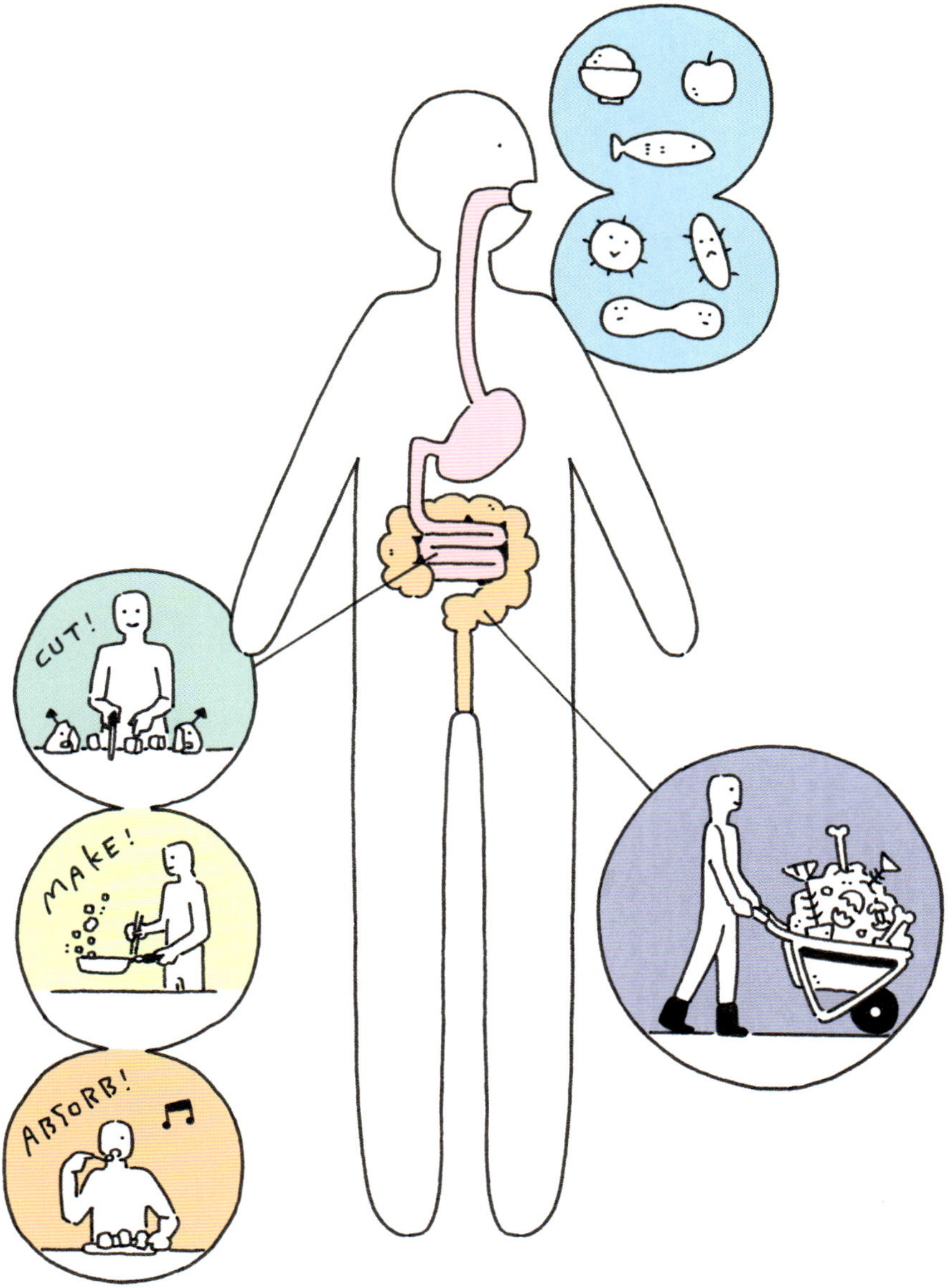

口から肛門まで、消化管は長さ９ｍにも及ぶ１本のチューブ。
その中で、腸は体に栄養を取り込むために消化吸収を担う。

腸内フローラは人間社会と同じ？

健康のカギは腸内フローラにあり

昨今話題の「腸内フローラ」とは？

私たちの腸内には、たくさんの腸内細菌たちが住んでいます。その総数については諸説ありますが、数兆～10兆というのが定説。菌の種類は数100種類、重さはなんと1～2kgもあるそうです。このずっしりと重い腸内細菌の集合体は、様々な草花が咲き乱れる花畑にたとえて「腸内フローラ」と呼ばれています。昨今メディアを賑わせている言葉なので、ブームだと捉える向きもあるかもしれません。しかし、実は日本では1950年代から、光岡知足東京大学教授らによって研究が進められてきました。その研究結果から、腸内細菌が食べ物を分解して消化吸収するときに出す代謝物が、人の心身の状態を大きく左右することが判明しています。癌、糖尿病、アレルギー、うつ病、肥満など、様々な問題を引き起こしていることも分かってきました。ビジネスアスリートとして、フィジカルとメンタルのコンディションを保つカギが、ここ、腸内フローラに集まっているのです。

腸内フローラはどこからやってくる？

母親の胎内にいる胎児は、まだ腸内フローラを持っていません。初めて菌を体内に取り入れるのは、母親の産道を通るとき。産道に住み着いている乳酸菌などが口から入ることで、腸内フローラの形成が始まるのです。最近の定説では、0~3歳までに多くの種類の菌を取り込むと、その後、腸内フローラの多様性が高くなると言われています。逆に、この時期に抗生物質などで腸内を殺菌してしまうと、その後に肥満、ぜんそく、アレルギーなどの問題が引き起こされることがあるようです。

面白い話があります。コアラはユーカリの葉を主食としますが、コアラ以外のほとんどの生き物はユーカリを消化できません。ユーカリの葉には、消化を妨げるタンニンが多量に含まれているからです。ではなぜコアラが消化できるのかといえば、腸内にタンニンを分解する菌がいるからなのです。コアラも胎児の状態では無菌ですが、離乳食として「母親の便を食べる」という習性があり、そのときにタンニンを分解する菌を受け継いでいるのです。

また、日本人はほとんどが海藻を消化する菌を持っていますが、ほとんどの西洋人は持っていません。海に囲まれて暮らし、日常的に海藻を食べてきた日本人の腸内には、いつのまにか海藻を消化できる菌が住み着いたのです。海苔巻きからイメージしたのでしょうか、ネイチャー誌はこれを「スシ・ファクター」と呼んでいます。

こうして見ると、生き物と腸内フローラは長い年月をかけて、お互いに支え合い、共生する仕組みをつくってきたことがよく分かります。

腸内を「企業」と考えてみよう

想像してみてください。あなたは「腸株式会社」で、たくさんの「社員＝細菌」を雇う経営者です。この社員たちが元気だと、会社のために様々な働きをしてくれます。自分のためと考えると、運動をしたり、食事を変えて生活習慣を改善するのが億劫なこともありますよね。でも、社員に元気で働いてもらって会社に利益を出すためと考えればどうでしょう。労働環境を整えたり、福利厚生を充実させたり、菌にとっておいしいごはんをご馳走したりと、うまくマネジメントしていこうと思うのではないでしょうか？　腸内フローラは、あなたにとってそんな存在でもあるのです。

反対に、社員の働きが悪ければ、病気や肥満といった経営悪化を招きます。腸株式会社は、経営者を取り替えることはできませんが、悪玉社員を適正数リストラし、善玉社員を増やすことで経営をV字回復させることができます。

病気も、肥満も、メンタルの弱さも、経営者であるあなたが、社員にどれだけ働きやすい環境を与えてあげられるかにかかっているのです。

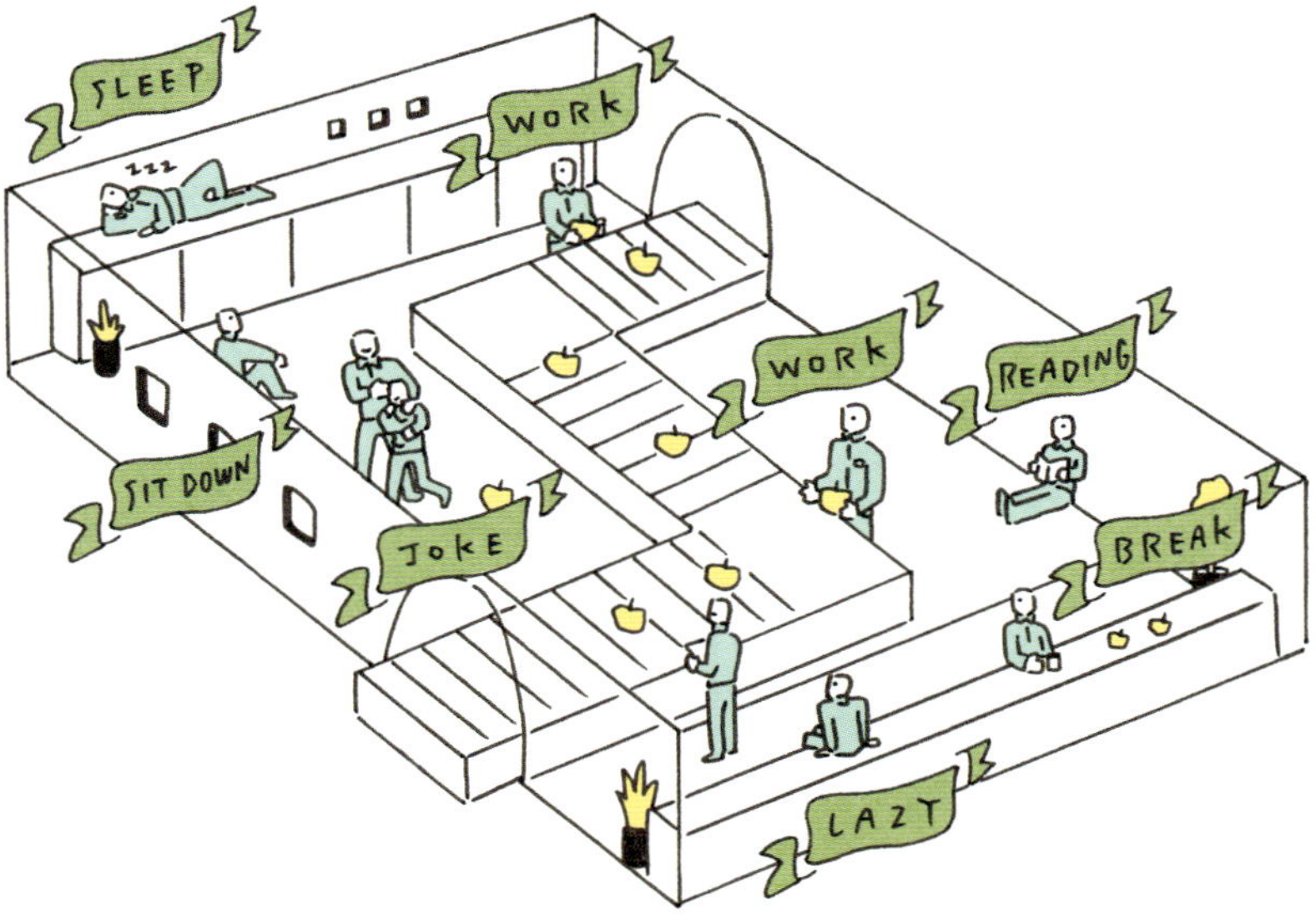

腸株式会社の経営は順調？　労働環境は良好？
腸を俯瞰してみることは、自分を客観的に判断することにもつながる。

細菌を善悪で判断するのはナンセンス

細菌も人もバランスが大事

菌の陣取り合戦が宿主である人を脅かす

腸内には想像を絶するような数の細菌たちが住んでいることが分かりました。これらの菌たちは、それぞれ独自の役割を担いながら、お互いに影響を与え合い、ひとつの生態系を形づくっています。

もちろん、縄張り争いも日常茶飯事。宿主である人間に生活環境や食生活の変化があれば、菌たちの勢力図もがらりと変わります。生態系である以上、その仕組みはサバンナやジャングルと同じ。猛獣は草食動物を襲いますが、猛獣がいなくなると、草原は増えすぎた草食動物によって食い尽くされて消滅し、それによって自然界のバランスが崩れます。ひとつの種がいなくなるだけで、生態系はもろくも崩れてしまのです。

腸内環境で言えば、バランスが崩れるということはその宿主である人間にとって大きなダメージが引き起こされるということ。では「バランスが良い」とは、どのような状態を指すのでしょうか？

善玉、悪玉、日和見、それぞれの働き

腸内細菌のバランスについて考えるときに、必ず出てくるのは善玉菌、悪玉菌という言葉。腸内フローラについての知識がなければ、「善玉菌だけが存在していれば健康」「悪玉菌は一網打尽にせねば」と考えがちですが、実はそれほど単純な話ではありません。

善玉菌、悪玉菌、それぞれの代表的な菌たちを見てみましょう。善玉菌の代表格、ビフィズス菌やラクトバチルス菌たちは、便通を良くしたり、ビタミンをつくり出したり、免疫力を高めたり……と、人の健康を支える働きをしています。中でも、ビフィズス菌には腸内を酸性にする働きがあります。ほとんどの有害な菌は酸性の環境で死滅するので、ビフィズス菌は腸にバリアを張ってくれていることになるのです。

悪玉菌の代表格は、大腸菌やウェルシュ菌たち。タンパク質やアミノ酸を分解する際に有害物質を生成します。便秘によって、その有害物質が腸内にとどまると血液中に入って全身を巡り、肌荒れや風邪、花粉症、様々な生活習慣病、そして癌や脳卒中などを引き起こします。

腸内には、さらにバクテロイデスやレンサ球菌などの日和見菌も存在しています。これは、通常時であれば目立った動きをしないの

ですが、善玉菌、悪玉菌のどちらかが優勢になると、一気にそちらに加勢します。ストレスや不摂生で悪玉菌が優勢になってしまったときに腸内環境が急激に悪化するのは、この日和見菌たちの仕業です。

「悪玉菌」は一網打尽にすべき？

では、悪玉菌は駆逐すべきなのかというと、そうとも言い切れないことが最近の研究で分かってきました。悪玉菌に分類されている菌でも、健康にとって良い働きをすることがあるのです。たとえば、大腸菌はビタミンを合成することもあれば、O－157などの危険な菌が腸内に定着することを防いでくれることもあります。胃癌の原因として悪名高いピロリ菌は、花粉症やぜんそくなどのアレルギーを抑える働きもしています。そう、善玉、悪玉、日和見という分類はあくまでも便宜上のもので、実際に善悪の区別を付けることはとても難しいのです。

「腸内細菌のバランスが良い」とは、「悪玉菌がゼロである」ということではなく、「あらゆる菌がバランス良く共存しながら、善玉菌が優勢にある」という状態を指します。怖いのは、悪玉菌が増えすぎること。バランスの問題なので、善玉菌がたくさん住んでいれば、自ずと悪玉菌は劣勢になります。

人間も、「善人」と「悪人」を簡単に二分することはできません。誰しも、良い面と悪い面をあわせ持っています。

悪人だと言われている人が集団の中に存在することで、人間関係がうまく機能することもありますよね。そう考えれば、菌の世界もまったく同じなのです。

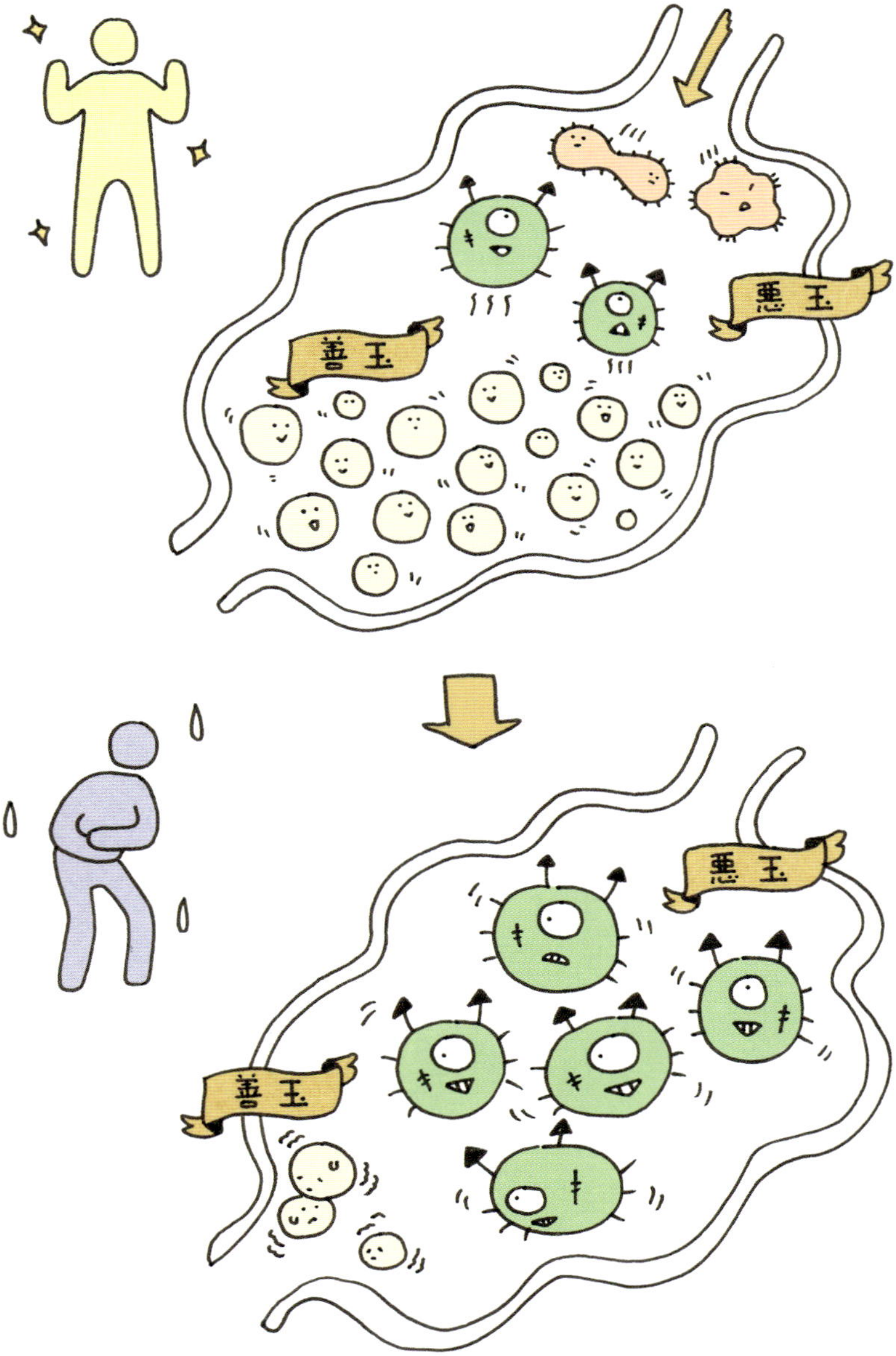

大切なのは菌のバランス。
便宜上、悪玉と呼ばれる菌が増えすぎると腸内の治安が悪くなり、
悪影響を引き起こす。

一流の証“セロトニン”も腸内でつくられる

腸内細菌がつくるホルモンの役割

ホルモン産出に欠かせない腸内細菌

前ページまでで、腸内フローラは、さまざまな個性を持つ腸内細菌たちが集まった豊かな生態系であることが分かりました。これらの腸内細菌たちは、宿主である人間のためにチームワークを発揮して、様々な仕事をしています。最近の研究からは、かつては知られていなかった仕事ぶりも明らかになってきました。そのひとつが、ホルモンの産出です。一例を見てみましょう。

腸といえば、本業は消化吸収。腸からは、食べたものに応じて腸管センサーが反応して、消化管ホルモンが放出されます。このホルモンによって、食べ物はスムーズに消化吸収されていきます。

また、成長ホルモンは育ち盛りの子どもに

必要なものというイメージがありますが、疲労回復、意欲や集中力の増加など、ビジネスアスリートにとっても欠かせないもの。この成長ホルモンは脳下垂体から分泌されますが、しっかりと分泌させるには〝睡眠ホルモン〟といわれるメラトニンの力が必要です。メラトニンをつくるには、ホルモンのひとつであるセロトニンが欠かせないのですが、このセロトニンをつくるのが腸内細菌。つまり、腸内細菌に元気がなければ、成長ホルモンが分泌されなくなってしまうのです。

また、アトピーの症状を緩和してくれる副腎皮質ホルモン。これは、胆汁に入って腸管に届き、腸内細菌の作用を受けて形を変えてから吸収されます。腸内細菌がひと手間かけなければ、副腎皮質ホルモンは使いものにならないのです。

これらの成長ホルモンや副腎皮質ホルモンは、腸内細菌たちが直接つくり出すものではありません。けれども、腸内細菌たちが縁の下の力持ちとして仕事をしなければ、体全体のサイクルが機能しなくなるのです。

腸内細菌が生み出す〝幸せホルモン〟

さらに、腸内フローラはビジネスアスリートに欠かせないホルモンを直接つくり出しています。その名も〝幸せホルモン〟と呼ばれるドーパミンとセロトニン。ドーパミンは、快楽や興奮など、強烈なプラスの感情を脳に伝える神経伝達物質です。強い意欲や向上心も、ドーパミンから生まれます。中毒性があり、一度ドーパミンが出る経験をすると、脳がまたその快感を求めるようになるのも特徴のひとつ。たとえば、仕事で成果を出して達成感を感じたときにドーパミンが放出されると、その中毒性ゆえに「また頑張って仕事をしよう」という気持ちが生まれ、正のスパイラルに入ります。

セロトニンは、心身をコントロールする働きをします。トラブルが起きたときに、怒りにまかせて怒鳴ったり、絶望してやる気を失ったりするのではなく、クールな頭で冷静な判断を下せるのはセロトニンの効果です。トップアスリートが注目しているのもこのセロトニンです。集中力が極限まで高まることを「ゾーンに入る」と表現しますが、この超集中状態に欠かせないのがセロトニンと言われています。

トップアスリートと同様に、ビジネスアスリートも感覚を研ぎすませて冷静に物事を判断しなければならない状況が多々あります。

そのメンタルを左右しているのが、これらの〝幸せホルモン〟であり、それらをつくり出しているのが、腸なのです。

腸内細菌たちにこれらの働きをしてもらうためには、大好物である食物繊維などをたくさん与えて元気を出してもらうことが何よりです。

ちなみに、食物繊維の摂取量が世界一位であるメキシコは自殺率が低いことで有名です。これも、あながち〝幸せホルモン〟の存在と無関係ではないかもしれません。

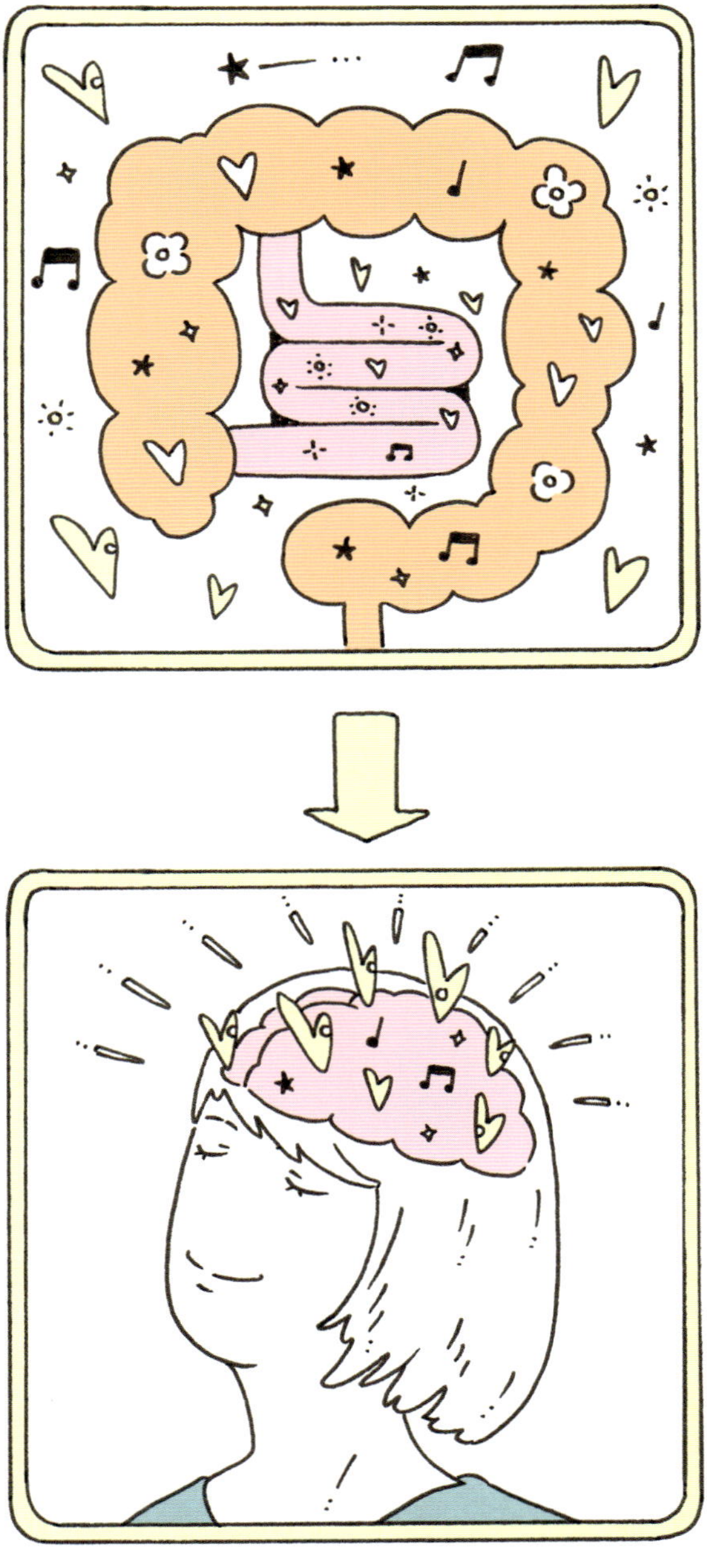

ドーパミン、セロトニンなどやる気や幸せを感じるホルモンは、腸でつくられる。
腸がメンタルを左右していると言われる所以だ。

腸と脳は直通ルートでつながっている

脳と腸のトクベツな関係「脳腸相関」

「脳腸相関」とは?

ストレスなく心穏やかな毎日を過ごしていると、おなかの調子も良い。また、おなかの調子が良いときは、ストレスを感じにくい。そのように感じることはありませんか? 腸と脳はまさに〝にわとりが先か、卵が先か〟と言われるほどに、影響を与え合っているものです。

しかも、脳と体は脊髄でつながっていますが、脳と腸だけは「迷走神経」と呼ばれる独自の〝直通ルート〟を持っています。「脳腸相関」と呼ばれる脳と腸の密接な関係、そのメカニズムを見ていきましょう。

幸せホルモンの直通ルートとは?

前ページで、腸内細菌が〝幸せホルモン〟

と呼ばれるセロトニンやドーパミンをつくり出すことを説明しました。これらのホルモンは脳内で働くものですが、その約9割は腸内でつくられています。いったいどのようにして脳に届いているのか不思議に思いますが、ここで登場するのが「迷走神経」です。

ドーパミンとセロトニンがつくられたことを腸の神経が察知すると、それは伝言ゲームのように神経細胞を伝わっていきます。そして、腸と脳をつなぐ直通ルートである「迷走神経」に入って、脳に届くのです。

つまり、幸せホルモンをつくる〝工場〟は腸で、〝工場の〟スタッフは腸内細菌たちです。できあがった〝製品〟である、幸せホルモンの納品先は脳。この製品を脳に運ぶための直通ルートが、迷走神経なのです。毎日きちんと届く幸せホルモンを使ってあなたを鼓舞するのが、脳の役割。ビジネスアスリートがハイパフォーマンスを出せるのも、この「脳腸相関」があってこそなのです。

脳腸相関をポジティブなスパイラルに

腸と脳はこのように密接な関係を築いているからこそ、ネガティブなスパイラルに入ってしまうと大変です。たとえば、腸内環境が乱れて善玉菌が減少すると、幸せホルモンは生成されにくくなってしまいます。ポジティブな感情を感じにくくなることで、心身はリラックスできなくなり、自律神経のバランスが乱れます。この自律神経の乱れをきっかけに、下痢と便秘を繰り返す「過敏性腸症候群」などを発症するケースが多々あります。

このような状態を避けるには、ネガティブなスパイラルを断ち切ることが大切です。まず何より、食物繊維中心の食事で腸内フローラを元気にすること。そして、瞑想やヨガなどで自律神経を整えて、ストレスを感じにくいメンタルをつくること。どんなに良い腸内フローラを持っていても、ストレスを感じているときは腸の動きが悪くなり、脳とのコネクションもスムーズにいかなくなります。すると、幸せホルモンも届かなくなり、さらなる悪循環が起きてしまうのです。

体を動かして血流を良くすることも大切。巡りが悪いと、腸の蠕動運動が起きずに便秘がちになり、悪玉菌の暴走が始まります。つまり、腸内フローラ、自律神経、ストレス、血流、蠕動運動など、あらゆる要素が影響し合うことで、「脳腸相関」は成り立っているのです。

心身の不調に陥ったアスリートのケアをする際も、「原因は食事内容なのか、血流なのか、ストレスなのか？」と、脳腸相関には必ず注意を払います。たとえば、疲労で筋肉が張っている場合は、まず鍼灸を試みて血流を改善することもあります。筋肉をほぐすだけでなく、巡りが良くなることで腸が動き、脳と腸のコネクションが回復して、メンタルにも良い影響を与えてくれるのです。

ビジネスアスリートも同じです。何をやってもうまくいかない、やる気が出ない、疲れやすい……など、すっきりしない日が続いたら、「やっぱり自分はダメなんだ」と自責の念にかられる前に、腸に目を向けてみましょう。悪いのはあなたではなく、脳腸相関のサイクルがうまく機能していないのかもしれません。

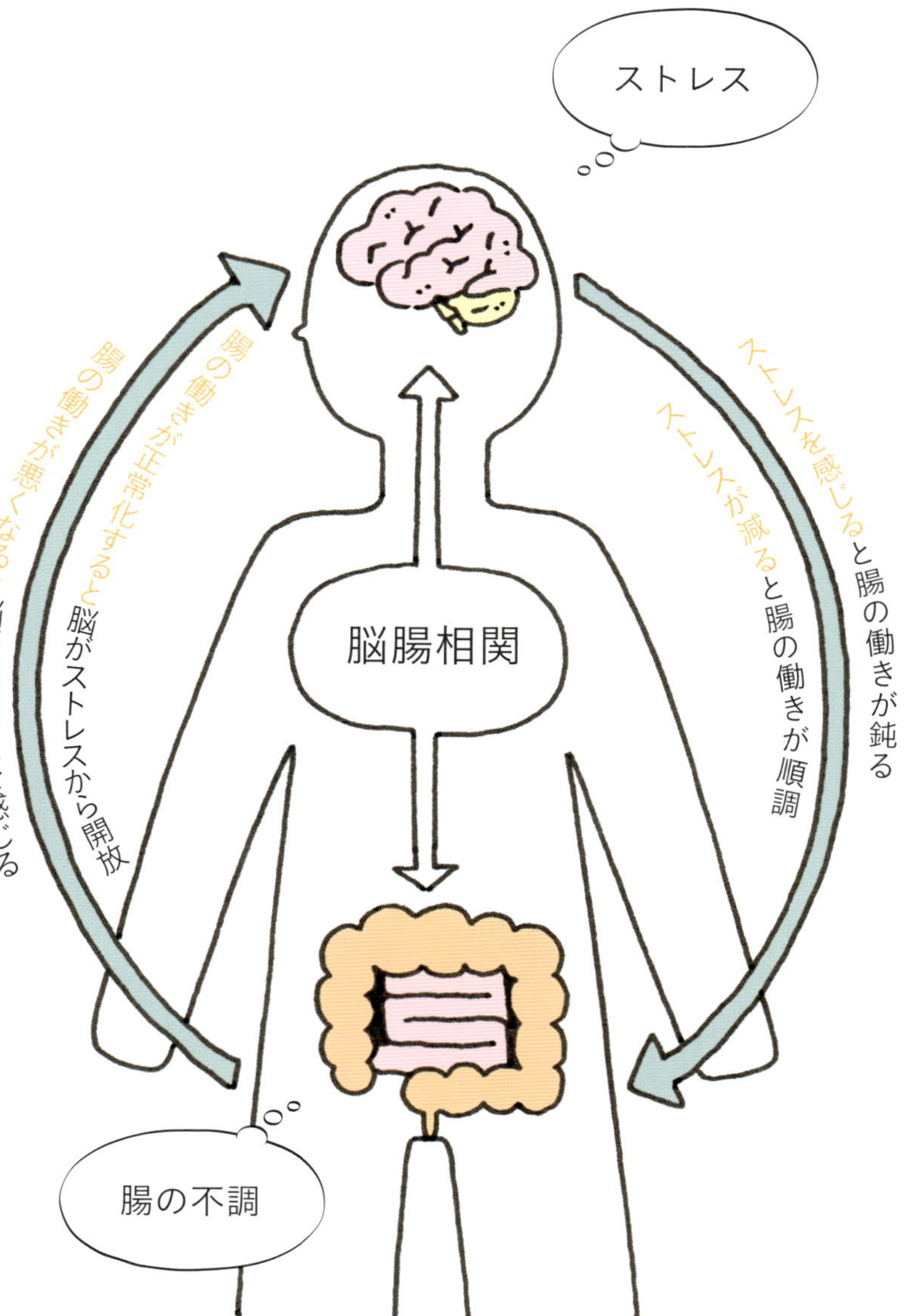

腸で幸せホルモンがつくられると、脳に伝わってメンタルが安定する。
脳がストレスを感じると、腸の働きが鈍りメンタルが不安定になる。

太るも痩せるも腸内細菌次第？

肥満も腸内フローラで解決！

腸内フローラが肥満を防ぐ

ビジネスアスリートの大敵、肥満。生活習慣病の原因になることは言うまでもなく、贅肉がつくことで心身ともに動きが鈍くなり、仕事にも百害あって一利なしです。食事制限やトレーニングなど、ダイエットに励んでいる方もたくさんいらっしゃることでしょう。ところで、同じ量を食べていても太る人と太らない人がいる、ということを不思議に思うことはありませんか？　その一因が実は腸内フローラにあることが近年の研究から分かってきました。

ワシントン大学のジェフリー・ゴードン教授は、2013年に科学雑誌『サイエンス』に興味深い実験結果を発表しました。

肥満の人と痩せている人の腸内フローラを

採取し、それぞれ別の無菌マウスに移植します。両方のマウスを1ヶ月間、同じ運動量と同じエサで育てたところ、肥満の人のフローラを移植されたマウスだけがみるみるうちに太ってしまったそうです。この研究によって、腸内フローラの状態が肥満の一因となることが科学的に証明されました。同じ食事量、同じ運動量でも、痩せている人と太ってしまう人がいるのは、腸内フローラにも原因があったのです。腸内フローラをうまく味方につけることができれば、わざわざダイエットをする必要すらなくなるかもしれません。

肥満解消のアイテム「短鎖脂肪酸」

私たちの体の中には、あちこちに「白色脂肪細胞」という脂肪細胞が存在しています。この脂肪細胞の本来の役割は、いざというときに備えてエネルギー源を蓄えておくこと。しかし、放っておくと血液中の栄養分を取り込み続けて肥大化し、肥満を引き起こします。

この脂肪細胞の肥大化をストップさせるのが、「短鎖脂肪酸」という物質。短鎖脂肪酸は、腸壁から吸収されると血液に入って全身を巡り、脂肪細胞にたどり着きます。短鎖脂肪酸がやって来たことを感知した脂肪細胞は、それ以上の栄養分を取り込めなくなります。これで脂肪細胞の肥大化が食い止められるという仕組みです。

もうひとつ、短鎖脂肪酸は腸内で腸管ホルモンを分泌して食欲を抑制し、代謝を上げるというありがたい働きもしてくれます。つまり、短鎖脂肪酸は、脂肪細胞肥大化の防止、食欲抑制、代謝アップという三方向から肥満を防ぐ魔法のアイテムなのです。

短鎖脂肪酸をつくるバクテロイデスは、99％以上の日本人が持っていると言われている菌です。人によっては、腸内フローラのうち30％以上がバクテロイデスだという人もいるそうです。これが、一般的に日本人が太りにくいと言われている理由のひとつです。

しかし、肥満に悩む人の腸内ではバクテロイデスが不足し、短鎖脂肪酸をつくるスキルが低下しています。そのせいで栄養分だけが血液中を回り、脂肪細胞が暴走してしまうのです。

バクテロイデスにボーナスをあげよう

では、どうすれば、短鎖脂肪酸を増やすことができるのでしょうか？　それは、短鎖脂肪酸をつくり出すバクテロイデスに、大好物である水溶性食物繊維（キウイ、バナナ、リンゴなどの果物、ゴボウ、アボガド、モロヘイヤなどの野菜類、わかめ、ひじきなどの海藻類、納豆、きなこなど）をたっぷりと与えること。

「食べる量は減らしているのに、ちっとも痩せない」と思っている方は、毎日の食事を見直してみてください。食物繊維が不足していませんか？　食生活を改善して、食物繊維中心の生活を心がければ、数週間で短鎖脂肪酸の生産量が上がってくるという実験結果が出ています。

食べる量やカロリー計算だけに惑わされず、バクテロイデスが喜ぶものを食べているかどうか、チェックしてみましょう。

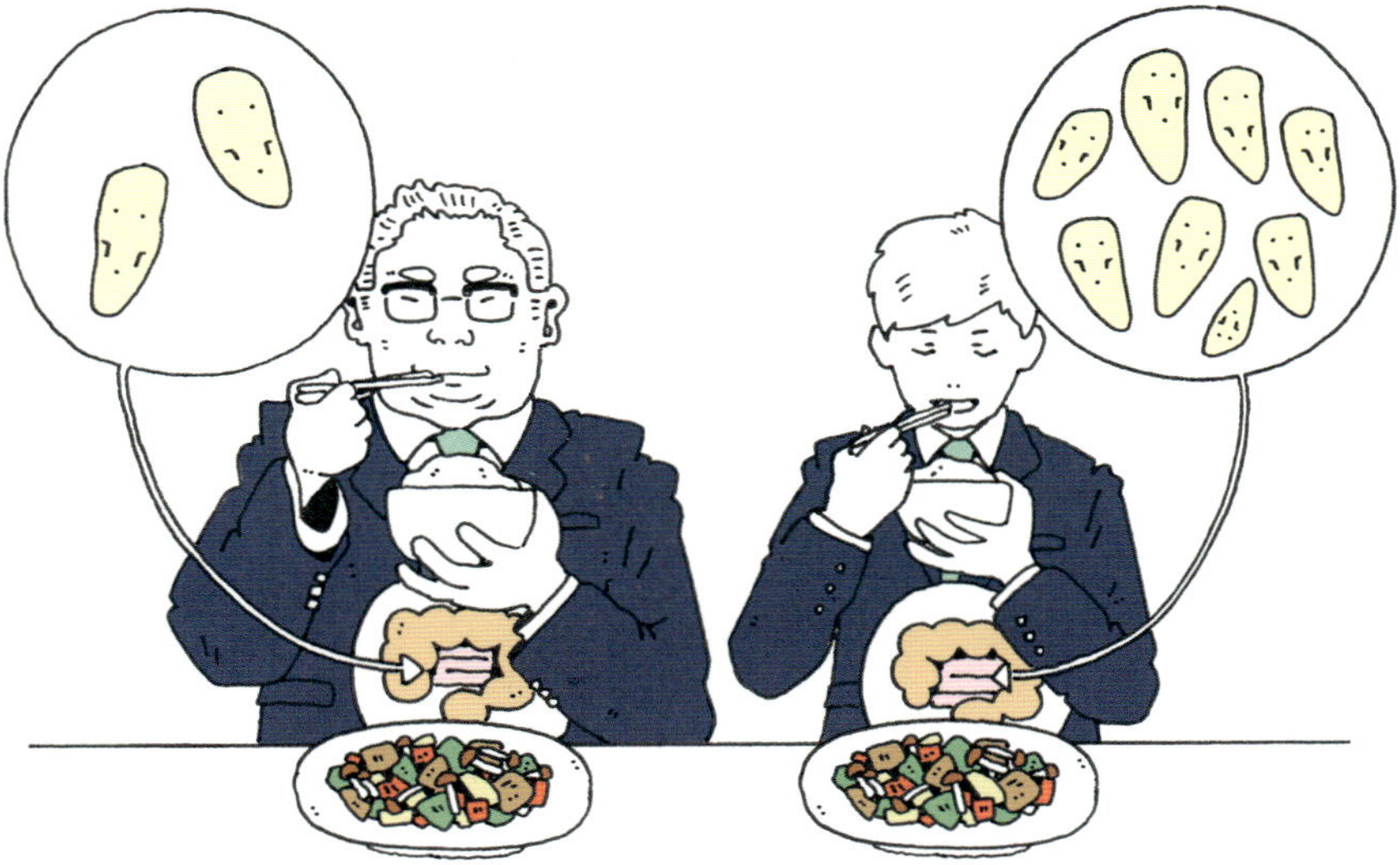

同じものを同じ量食べても体型に差がつくのは、
腸内細菌の種類やバランスなど腸コンディションの違いによるものが大きい。

腸をブラック企業にしないために

腸が汚れる原因は悪玉菌の増加

「腸が汚れる」原因とは？

汚れた腸。思い浮かべるだけでもぞっとしますが、具体的にはどのような状態を指しているのでしょうか？

それは、腸内細菌のバランスが崩れて善玉菌よりも悪玉菌のほうが優勢になり、悪玉菌が出す有害物質にまみれてしまった腸のこと。腸内環境が良好であればおとなしくしていたり、体にとって良いことをしてくれたりする悪玉菌たちも、増えすぎると調子に乗って悪さを始めます。日頃はどっちつかずの日和見菌たちも加勢して、大規模な〝悪玉チーム〟となって暴走しはじめると、体のあちこちに想像以上の悪影響が出てしまうことも。一流のアスリートたちが腸コンディショニングに励むのは、このような状態を避けるためです。常にベストコンディションを保ちたいビジネスアスリートとしても、ここは十分にリスクヘッジしたいところです。

食生活の乱れと便秘

腸が汚れる原因のひとつは、欧米化した食生活です。昔の日本人の食生活といえば、食物繊維が中心で脂肪摂取量が低いことが特徴でした。しかし、現代の日本人は、動物性タンパク質や脂質をたっぷりとっています。脂身の多い肉類、フライドチキンやフライドポテトなどの揚げ物、バターや生クリームたっぷりのお菓子などは、まさに悪玉菌の大好物。善玉菌が好む野菜や海藻、豆類などを食べずに悪玉菌の大好物ばかり食べていては、悪玉菌が優勢になるのは当然のこと。腸内バランスが崩れると、悪玉菌は一気に増殖し、有害物質を出して腸内を腐敗させてしまいます。

もうひとつの大きな原因は、便秘です。

便秘を引き起こす原因もいくつかありますが、その筆頭はやはり食生活の乱れ。食事内容の善し悪しはもちろんのこと、食事の時間が不規則になることからも便通が乱れて、老廃物をため込みやすい体になってしまいます。ストレスも大敵。大きな仕事の前の緊張や、ハードスケジュールゆえのストレスによって自律神経のバランスが崩れると、排便コントロールがうまくいかなくなってしまいます。また、運動不足から腸の蠕動運動が起きにくくなり、便秘につながってしまうこともあります。

便が腸内にとどまるというのは、腸内が生ゴミ置き場になってしまうようなもの。これを放置しておくと、あっという間に悪玉菌が増殖して有害物質を放出し始めます。ブラック企業で仕事をしている細菌たちの周りには、さばききれない書類やデータが山積みになっているのです。

細菌に壊滅的なダメージを与える物質

腸が汚れる原因として盲点になりがちなのは、合成着色料、合成保存料、発色剤などの食品添加物や残留農薬の存在です。これらは、すべて腸内環境に悪影響を及ぼすことが実験から明らかになっています。とくに微生物の増殖を抑える合成保存料や、害虫駆除のための農薬は要注意。当然のことながら、〝生き物〟である腸内細菌にもダメージを与えるので、日常的に摂取していると腸内フローラはボロボロになります。加工食品を購入する際は、必ずパッケージを細部まで確認するクセをつけてください。

また、抗生物質も腸内フローラの大敵。強い力で腸内細菌たちを一網打尽にしてしまい、腸内フローラに壊滅的なダメージを与えます。細菌に対してのみ力を発揮する抗生物質は、ウイルス性の風邪には効かないことも判明し、いまでは病院で処方される機会も減りましたが、ぜひ覚えておいてほしいことのひとつです。

さて、腸が汚れてしまうと、実際に私たちの体にどのような影響が出てくるのでしょうか？　また、きれいな腸でいるためには、どのようなポイントに気をつければ良いのでしょうか？　次ページで見ていきましょう。

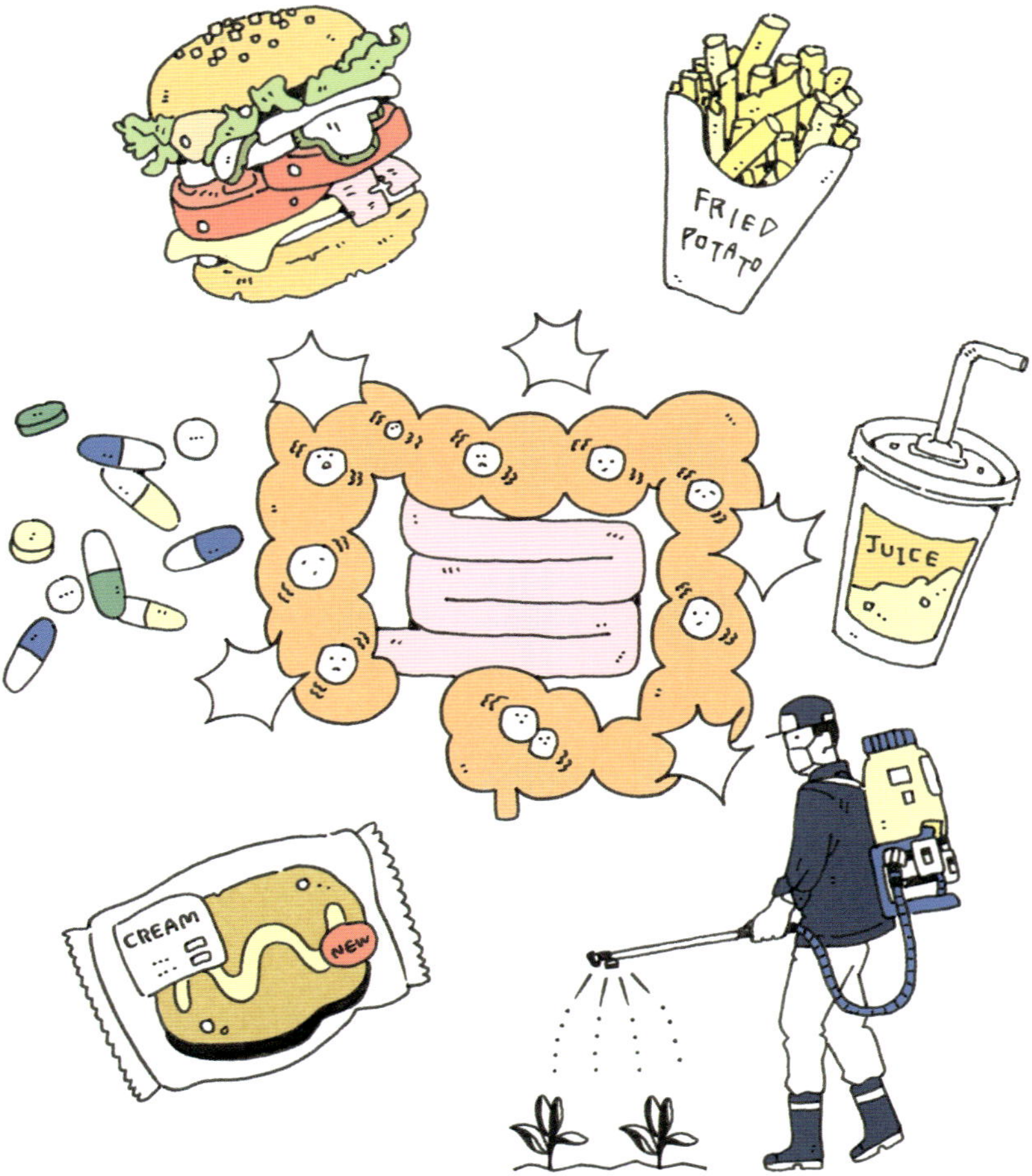

口に入るさまざまなものが、私たちの腸を脅かしている。
何を選び、選ばないかは自分次第。
選択のための知識と意識が必要だ。

汚れた腸では
パフォーマンスが
上がらない

疲労感も鬱々気分も腸の汚れが一因

汚れた腸はあらゆる不調の原因に

アスリートと同様、心身ともに負荷の高いハードワークを日々こなすビジネスアスリート。腸が汚れたくらいで仕事に支障など出るはずはない、と思いたいところですが、現実は厳しいもの。

ベストパフォーマンスを引き出すどころか、体は日増しに重くなり、外見からも張りや艶が失われ、メンタルは不安定になり、最悪なケースでは命に関わるような病気にかかってしまうこともあるのです。

腸が汚れることのデメリットとしては、まず、栄養がきちんと吸収されないということが挙げられます。どんなに優れたサプリを摂取しても、受け入れる腸が汚れていては、その栄養価を十分に吸収することができず効果が半減してしまうでしょう。

また、どんなに素晴らしい栄養指導を受けたところで、腸が汚れていてはその栄養を吸収することはできません。結果を出したいアスリートほど、トレーニングと同じ熱意で腸コンディショニングに取り組むのは、「きちんと栄養を吸収したいから」という理由もあるのです。

ビジネスアスリートもこの点は同じです。日々の食事から栄養素をマックスに摂取して最大のパフォーマンスにつなげるためには、常に栄養を受け入れられるように腸の状態を整えておくことが大切です。

悪玉菌の放出する有害物質が引き金

腸内フローラのバランスが崩れて増殖した悪玉菌は、有害物質を放出します。恐ろしいのは、これらの有害物質が腸壁を通して吸収され、血液に乗って全身を回ってしまうこと。

この汚れた血液によって、疲れやすくなったり、むくみが出たり、肌が荒れたり、太りやすくなったり……と、老化と勘違いするような症状が現れます。肌の張りや艶など見た目の若々しさや美しさが損なわれて、異常に気付くこともあるようです。花粉症やアレルギー、自律神経やホルモンバランスの乱れなどが突然引き起こされるのも、この有害物質が一因になっていることが多々あります。

さらに、汚れた血液があちこちの臓器に負担をかけ、癌や脳卒中、心筋梗塞、動脈硬化、高血圧など命に関わるような病気を引き起こすことも。たかが腸の汚れ、と侮ってはいけません。

最近、よく耳にするようになった「リーキーガット症候群」。日本語では「腸管壁浸漏症候群」と言われますが、これも腸の汚れが引き起こす症状のひとつだと言われています。「リーキーガット」を直訳すれば「漏れる腸」となり、腸壁を越えてはいけない未分解の食べ物や有害物質などが腸壁から体内に漏れてしまう状態を言います。

原因は、腸内細菌のバランスの崩れによって腸壁が荒れて、小さな穴が開いてしまうこと。異物が侵入してきたと判断した免疫システムが暴走し、アレルギーなど様々な症状が引き起こされます。悪化すると、リウマチ、多発性硬化症、甲状腺機能障害などの原因になるという指摘もあり、非常に恐ろしい病気であることが解明されつつあります。

腸内で対処できるうちが勝負！

朝なのにだるい。夕方には疲れてしまう。残業がつらい。鏡を見れば、肌や髪に艶がない。そんな〝なんとなく〟の不調を感じたら、まずは腸の汚れを疑ってみてください。有毒物質が血液に乗って全身を巡ってしまったり、腸壁に穴が開いたりしてしまっては、仕事どころではなくなります。

そもそも悪玉菌が暴走する原因は、食生活の乱れからくる便秘だったり、安易にとりすぎた脂肪分だったりします。この段階で気を引き締めれば、大事には至りません。腸内で対処できるうちに対処する、リスクヘッジは早期に、が鉄則です。

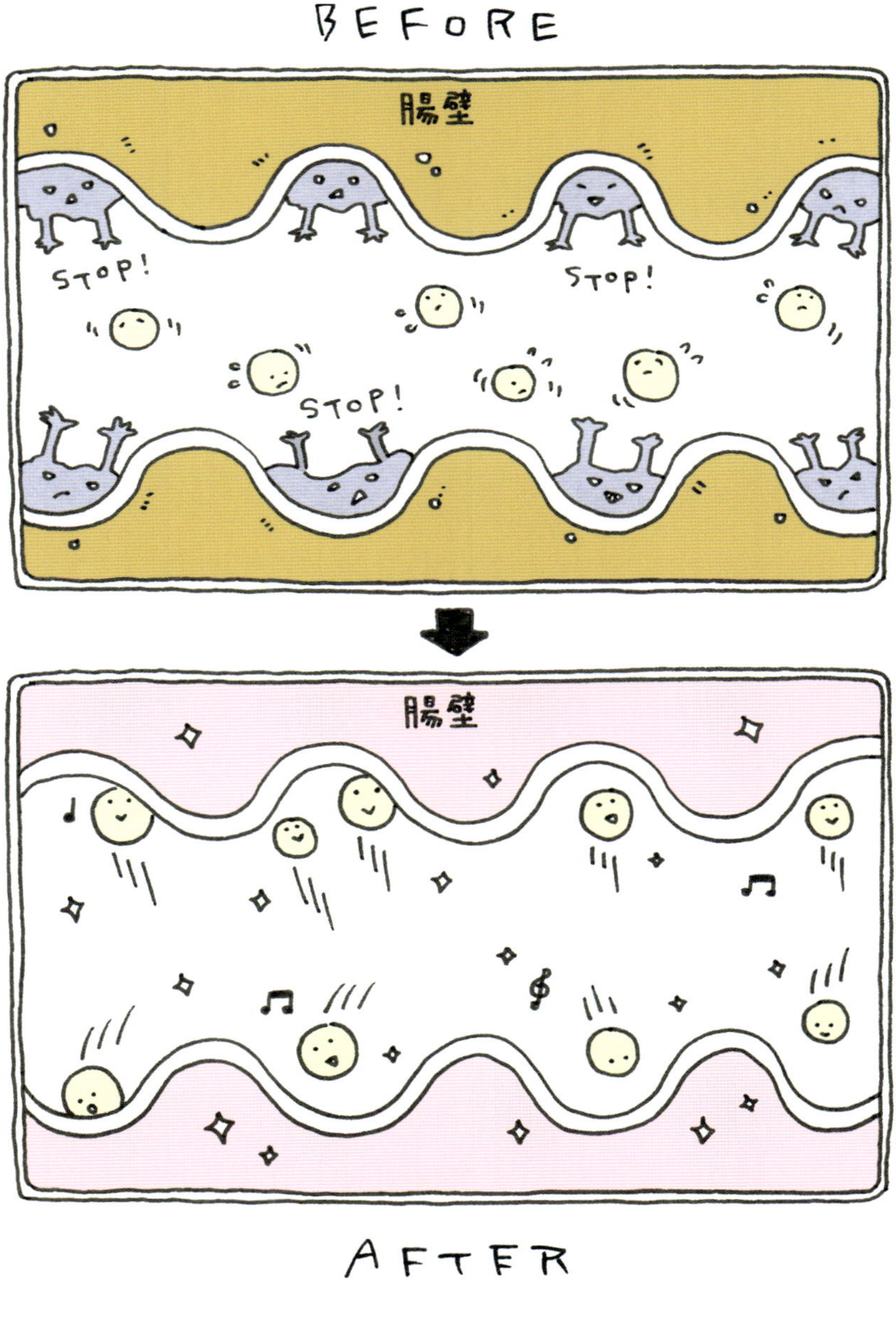

腸内の環境が悪いと体に必要な栄養の吸収ができないだけでなく、毒素が体内に入り込む恐れも。菌が活動しやすい環境整備が必須。

トップアスリートの腸内細菌がほしい！

「便移植」はバラ色の未来をつくるか？

腸内フローラは取り替えられる？

数万人の観客で埋まるスタジアム。ここぞという局面を迎え、計り知れないプレッシャーを感じながらも、ハイパフォーマンスを叩き出すアスリートたち。彼らの底知れぬ力の源は腸内フローラにもあるのではないかということはお分かりいただけたことでしょう。実際に検査をしてみた結果、彼らの腸内フローラには「非常に多様性が高い」という共通点がありました。ここで考えることは、きっと誰しも同じです。

「トップアスリートの腸内細菌をもらえたら、自分も強くなれるのでは？」

腸内フローラの研究を行う科学者たちは、口をそろえて「可能ではあるが、難しい」と答えているそうです。一体、腸内フローラ研究の先には、どのような未来が待っているのでしょうか？

腸内洗浄や便移植の有効性は？

人から人への腸内フローラの移植は、すでに実用化が進んでいます。「便微生物移植」と呼ばれるこの方法は、最先端医療でありながら驚くほど原始的。移植を受ける人は、腸内洗浄と抗生物質などで自分の腸内フローラを除去しておきます。そして、生理食塩水に溶かしたドナーの便を内視鏡などで腸内に注入してもらうのです。この方法は、偽膜性大腸炎など腸内フローラのバランスが崩れる病気の治療として、画期的な成果を上げ始めています。他にも潰瘍性大腸炎、過敏性大腸炎、糖尿病、メタボ、自閉症などで成果を上げるのではないかと期待が寄せられています。

ただ、自分のフローラは完全にリセットできないため、新しいフローラが定着しないケースもあるようです。また、いくら良いフローラに入れ替えたところで、維持するためには食事の改善などケアが必要だということもあり、まだまだ課題の多い治療法だといえそうです。

さすがに、最先端医療である「便微生物移植」は簡単に受けられませんが、腸内洗浄については、耳にする機会も増えました。私もタイのクリニックで受けましたが、溜まっている便や老廃物を洗い流したことで、高いデトックス効果を実感できました。感覚的には、車や時計のオーバーホールに近いものがあります。デポルターレクラブのアスリートにも、シーズンオフに「ゴルフの代わりに腸内洗浄を受けに行く」という過ごし方を提案しようと思っています。

ただ、高い技術や整った設備を要する施術なので、安易に受けることはおすすめしません。専門のスタッフが常駐するクリニックを厳選してください。

便が高値で売買される時代がくる!?

「トップアスリートの腸内フローラを移植して、人生を変えることはできないだろうか?」という夢物語に戻りましょう。

アメリカではすでに「便移植財団」なるNPO団体も立ち上がり、素晴らしい腸内フローラの持ち主は〝スーパードナー〟と呼ばれています。もしかしたら、「プレッシャーに強くなりたい」「スリムになりたい」など、望みに合わせた腸内細菌をサプリメントのように入手できる時代がくるのかもしれません。そうなると、これまでトイレに流していた便が高値で売買されるようになるのでしょうか。あちこちでロボット化が進むこの時代に、みんなが血眼になって探し求めるのが〝レアな菌〟なのだと思うと、なんとも皮肉に感じられます。

ただ、万人にとって理想の腸内フローラがあるのかどうかは、いまだに解明されていません。宿主である人間と腸内フローラは共生しているもの。腸内フローラだけを単体で評価するのも難しそうです。夢物語に希望を託しつつも、いまおなかの中にいる腸内細菌たちに元気でいてもらうことが、ハイパフォーマンスへの近道であることだけは間違いなさそうです。

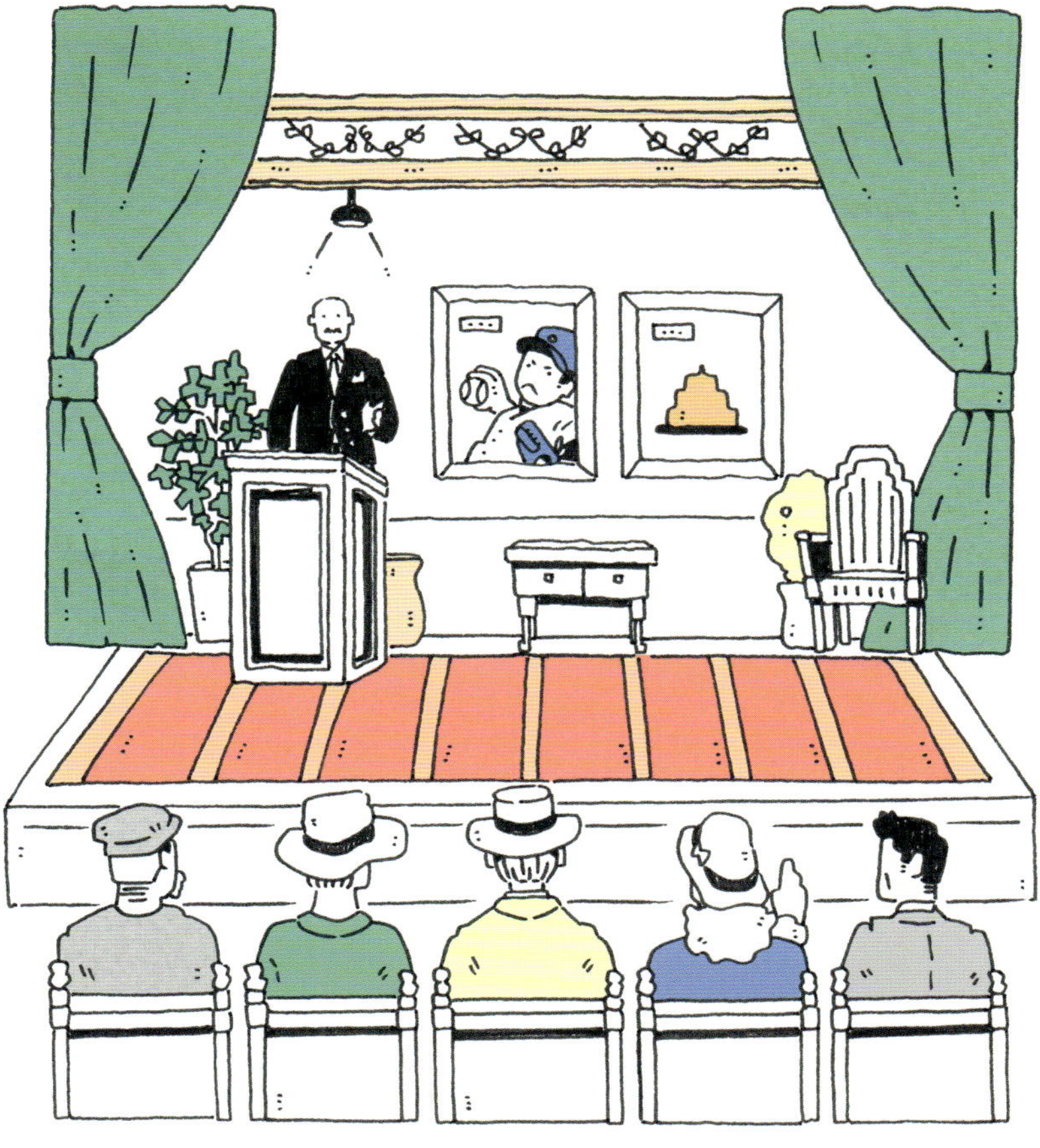

これからは菌の時代。アート作品のように、
トップアスリートの便がオークションなどで高値で取引される日も近い？

企業も腸内フローラもダイバーシティの時代

腸内細菌の多様性を高めよう

腸内フローラはひとつのチーム

腸内フローラにとって大切なのはバランスであり「善玉菌だけがいればいい」「悪玉菌はゼロにすべき」という考え方が、正しいわけではないことは前述しました。

さらに突きつめれば、腸内フローラにとっては、たくさんの種類の菌たちが共存していること、つまりダイバーシティ（多様性）が確保されていることが非常に重要だということも近年の研究で分かってきました。

腸内細菌たちはそれぞれが独自の役割を担いつつ、お互いに影響を与え合っています。これはいわゆるチームプレー。ひとつひとつの菌の力よりも、腸内フローラとしてまとまったときに、どれだけの力を発揮できるかが大切なのです。もしひとつの役割を一種類の菌だけが担っていたら、何らかの理由でその菌がいなくなってしまったときにピンチを迎えます。

常に危険に晒されつつ様々な仕事をこなさねばならない腸内フローラにとって、それはあまりにも不安定な状況。菌の種類が豊富であれば、ひとつの菌がいなくなっても、他の菌がピンチをカバーするなどして、全体が受けるダメージを最小限に抑えることができるのです。

腸内にいる細菌の種類やバランスを調べる「腸内フローラ検査」の結果を見るときに、「多様性」という項目の数値が重視されるのは、このためです。

チームにはダイバーシティが大切

多様性は、企業のダイバーシティと重ね合わせて考えることもできます。性別、国籍、年齢を問わず、社員が個性を生かして適所適材で活躍することが企業の競争力につながる、という考え方はいまや常識。「右へならえ」ではなく、自分の個性をきっちり生かせるメンバーが集まってこそ、強い組織をつくり上げることができます。

先ほど、あなたは腸株式会社の経営者ですという例えをしました。経営者が自分のやりやすい人だけを集めていては競争力の高い会社をつくることはできません。様々な個性や強みを持ったメンバーを揃え、それぞれの長所と短所を把握して組織として育てられるのが、良い経営者です。

スポーツのチームでも同じです。4番バッターばかりが揃った野球チーム、フォワードばかりが揃ったサッカーチームでは勝利をつかむことはできません。メンバーひとりひとりが持ち味を生かし、チームワークを最大限に発揮できるチームをつくり上げてこそ、名監督というものです。

良い経営者、良い監督になったつもりで手腕をふるって腸内細菌たちをマネジメントする、という考え方をしてみるのも面白いのではないでしょうか。

腸内細菌チームをマネジメントしよう

腸内フローラのダイバーシティを確保するには、運動やメンタル、食事と総合的に腸のコンディショニングをする必要があります。ベースとなる腸内フローラのダイバーシティを確保しつつ、体を動かして自律神経をしっかりと機能させ、ストレスを取り除いた生活を送れば、腸は本来の機能を果たし、心身のキレの良さは必ず際立ってきます。

ちなみに、善玉菌の代表格として有名なビフィズス菌は〝友達が多いタイプ〟。ビフィズス菌がいることで、まわりに様々な菌たちが集まってきます。人間にも、まわりに人が集まってくるタイプの人気者がいますね。ビフィズス菌を増やそう、とよく言われるのは、単に便通を整えるためだけでなく、腸内フローラ全体のダイバーシティを高めることに結びつくという意味もあるのです。

次のパートからは、運動、メンタル、食事という3方向から腸をコンディショニングする具体的な方法を見ていきましょう。

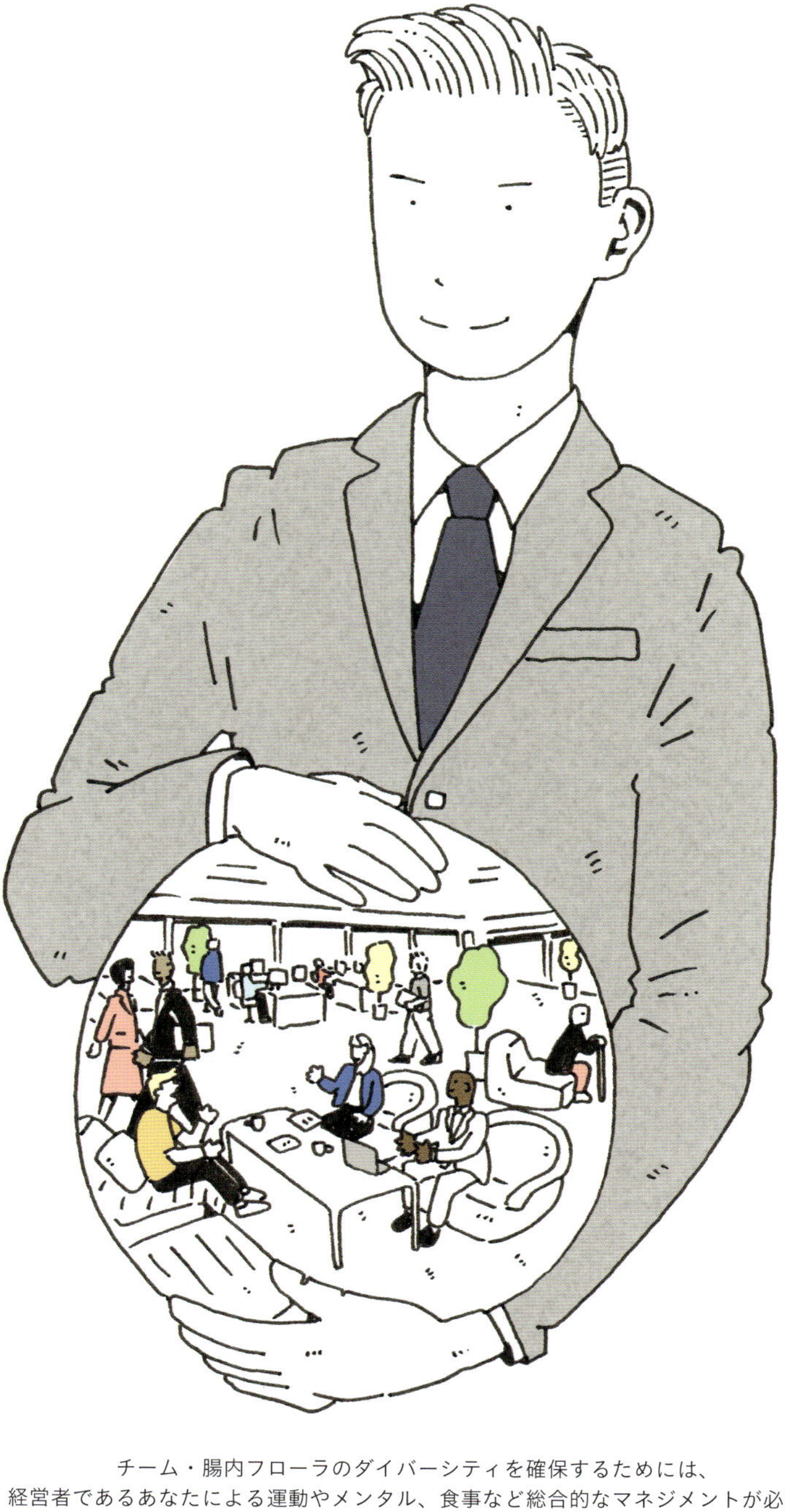

チーム・腸内フローラのダイバーシティを確保するためには、
経営者であるあなたによる運動やメンタル、食事など総合的なマネジメントが必要。

COLUMN
2

リラックス効果のあるツボ

私のクラブでは、鍼灸師の資格をもつパーソナルトレーナーが常駐しています。多くのトップアスリートが、ケガや不調があるときだけでなく、体のコンディションを整える意味でケアを受けています。体は、疲れている自覚がなくても予兆が体に現れていることは多くあるので、先手を打つために鍼灸師による鍼や灸のメンテナンス、そして体のアドバイスを行っています。

ビジネスアスリートにも、日常的に鍼灸やケアを取り入れることをおすすめしますが、まずは自宅でできるセルフケアとしてツボ押しを提案します。

ストレスや緊張による自律神経の乱れには、ツボ押しが有効です。プレゼン前の緊張をほぐす、寝付きが悪いときや時差ぼけなど、リラックスが必要なときは副交感神経を優位にするツボを刺激しましょう。即効性もあるので覚えておいて損はありません。

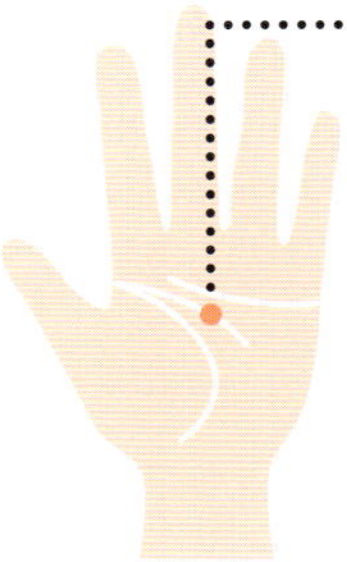

労宮
中指と薬指を手のひらに向かって曲げ、2本の指の真ん中で指先があたる場所。ストレスの軽減、イライラを抑える、会議前などに気分を落ち着かせる効果が。

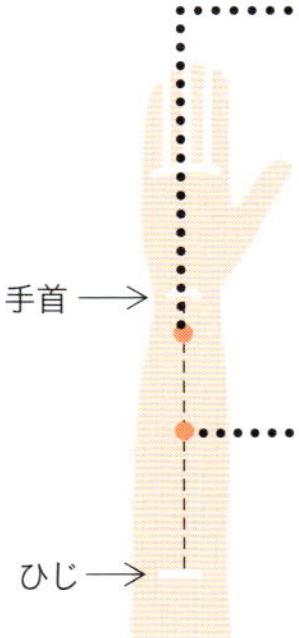

内関
手首からひじ関節に向かって指3本分下にあるツボ。乗り物酔いや時差ぼけ時など、リラックスしたいときに有効です。

郄門《げきもん》
前腕の手首からひじ関節を半分にしたところにあるツボ。緊張や不安を感じたときの精神的な不調を和らげます。また、動悸や息切れの緩和にも効果的。

part

2

運動で腸を動かす

腸のための筋トレ、ヨガ

体を動かして積極的に腸を整える

腸に効く筋トレ

運動不足は腸にもダメージ

パート1では、おもに腸の働きや腸内フローラについて紹介しましたが、パート2以降は、腸コンディショニングの具体的な方法を見ていきましょう。

まずは運動など、体を動かすことによるコンディショニングです。

腸の環境を整えましょうというと、食事やサプリメントで腸内フローラを改善するということだけに着目しがちですが、腸内フローラの状態が良かったとしても、腸自体がしっかり動いていなければ宝の持ち腐れになってしまいます。腸を動かすためには適度な運動をして、蠕動運動を促すことも大切なのです。また、運動による腸の刺激が便秘の解消につながり、腸内環境を良くします。

運動不足で体を動かさないということは、腸の動きも制限してしまうということです。体に脂肪が蓄積するように、腸にはどんどん毒素が溜まっていきます。

過度な脂肪は、体にとってノイズになります。アメリカでは、肥満＝仕事ができないという烙印が押されてしまいますが、それは自己管理ができていない人が仕事管理や情報整理をできるわけがない、という考えによるもの。腸を会社に例える話で言うと、経営者の溜め込んだノイズ（脂肪）が腸内をブラック企業化させてしまうのです。

肥満と腸内環境の関係はパートーでもお伝えしましたが、腸のためにも、日頃からよく体を動かす習慣をつけましょう。

簡単な運動を習慣づける

運動は信頼できるジムなどでトレーナーとともに行うのがベストですが、これまでに運動の習慣のない人がいきなりハードなトレーニングを行っても続きません。軽度な運動でも毎日続けることが大切なので、まずは次のページから紹介する筋トレを自宅で行ってみましょう。

運動習慣がまったくない方は、4つの筋トレのうちひとつを行うだけでも構いません。とにかく毎日筋トレを行ってください。歯磨きや入浴同様に、毎日のルーティーンに筋トレを加えることで運動習慣を身につけることができます。1ヶ月、2ヶ月と続けることができれば体にも少しずつ変化があらわれ、もうひとつ、さらにひとつと運動を増やしていくことができるでしょう。

運動で積極的に健康を守る

欧米ではオフィスにトレーニングジムが併設されていたり、ワークアウトを終えてから仕事に向かうというスタイルが一般的です。それだけでなく、「メディカルフィットネス」という概念も浸透しています。これはドクターが医学的な根拠に基づいて利用者に合った運動プログラムを提供するという考え方で、例えば、「お腹が重い」といった症状に対して「下のジムでスクワットしてください」と提案する、といった具合です。

これは理にかなったメソッドだと思います。とくにアメリカでは医療費も高額なため、健康は自分で守る予防医療の認識がありますが、日本では体の不調に対して病院で薬を処方する対処療法が一般的です。日本でも、もっと運動をはじめとする腸コンディショニングに着目すれば、根本的な不調の原因の解消や、さまざまな病気を予防することができるのではないかと考えています。

すでに運動習慣があるのに、思うように体重が落ちないという方もいるかもしれません。次ページからの腸に効く筋トレは、蠕動運動を促すことで排泄機能を高めるため、そういう方にもおすすめします。

さらに、やはり食事による腸コンディショニングとの併用は必須です。また、食べ過ぎがストレス発散によるものなのであれば、メンタル面のケアも必要。先述のとおり、腸は体だけでなく心とも直結しているため、運動、食事、メンタルと総合的に調整することが大切なのです。

腸に効く筋トレ 1

1

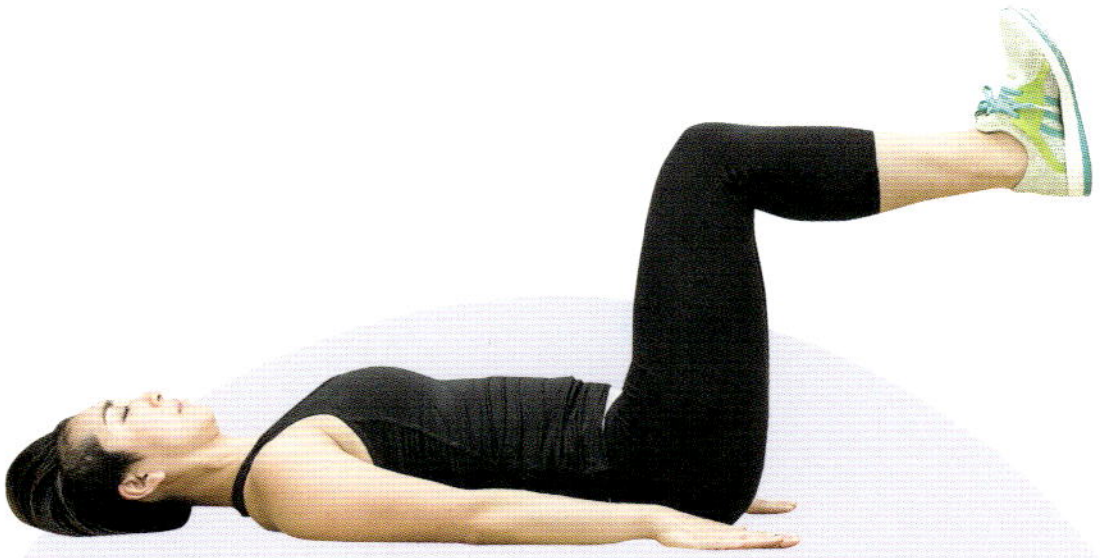

仰向けになり, 股関節, ひざ, 足首を90度に曲げる。
吐く息でひざの角度を保ったまま股関節を下げる。
このとき足の裏が地面に着かないように注意。
この動きを10回繰り返す。

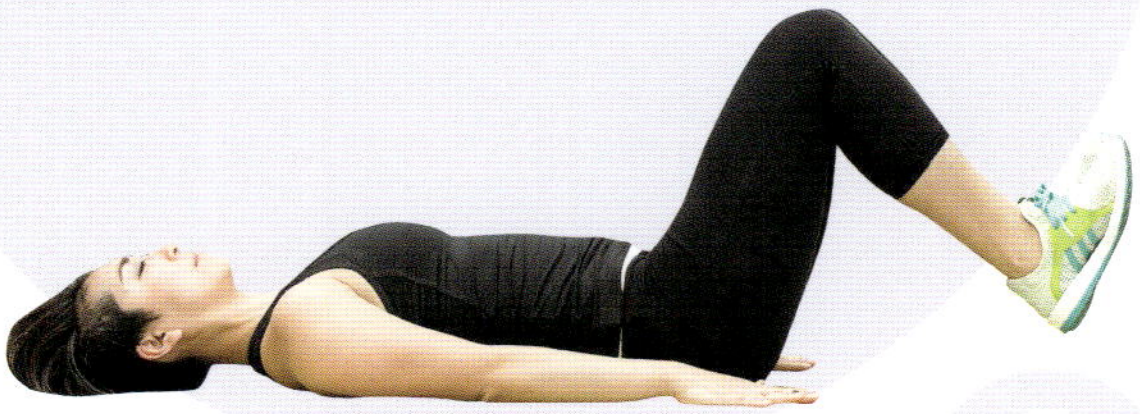

2

Point 腹圧を高めるために重要な腹横筋を鍛えることで, 便を押し出す力をつける。

腸に効く筋トレ ❷

初級編

1

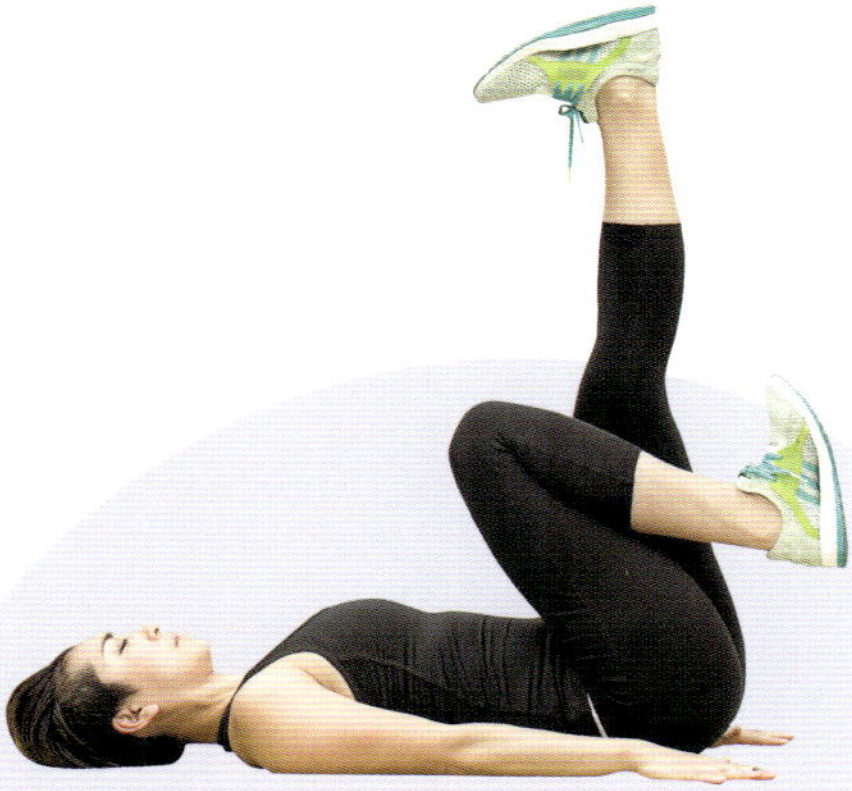

仰向けになり、脚を地面と垂直に持ち上げる。
右膝をお腹に引きつけるように曲げ、元の位置まで戻す。
左膝も同様に行い、左右交互に繰り返す。
この動きを10回繰り返す。

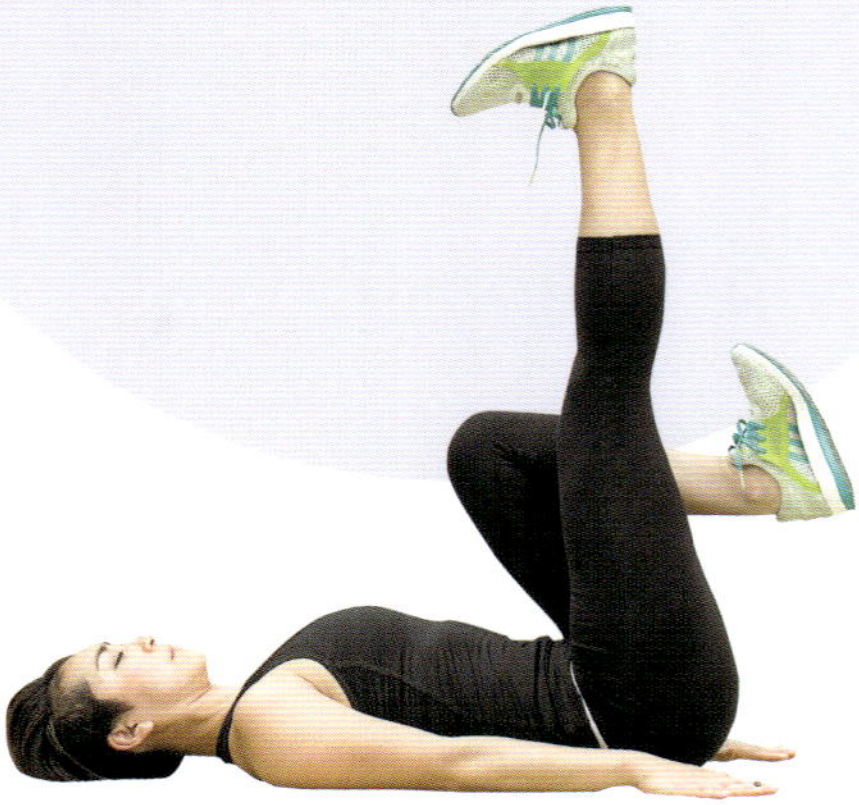

2

Point 逆さの状態をつくることで腸を刺激し、
腸の動きを活性化させる。

中級編

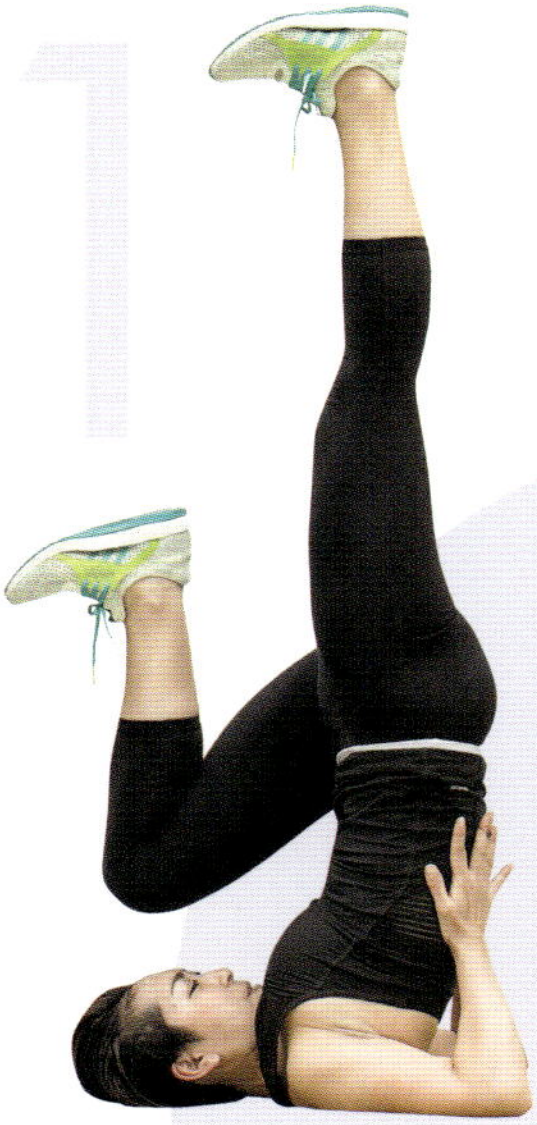

1

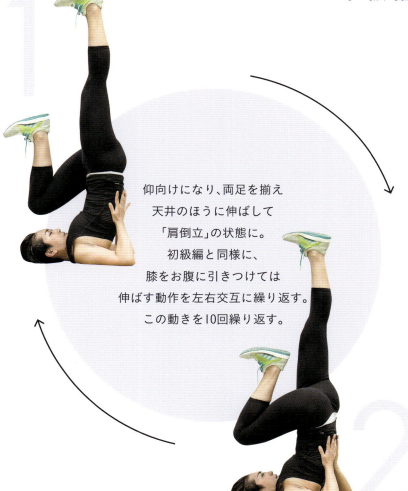

仰向けになり、両足を揃え
天井のほうに伸ばして
「肩倒立」の状態に。
初級編と同様に、
膝をお腹に引きつけては
伸ばす動作を左右交互に繰り返す。
この動きを10回繰り返す。

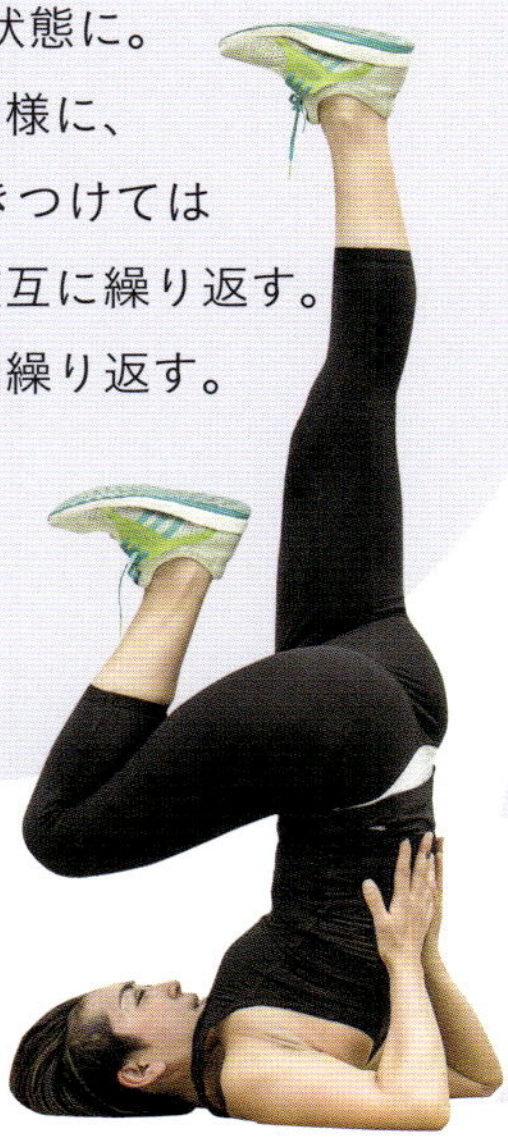

2

Point 初級編に慣れたら「肩倒立」でさらに腸を刺激。
地面と垂直になる位置まで脚を上げると効果的。

腸に効く筋トレ ③

1

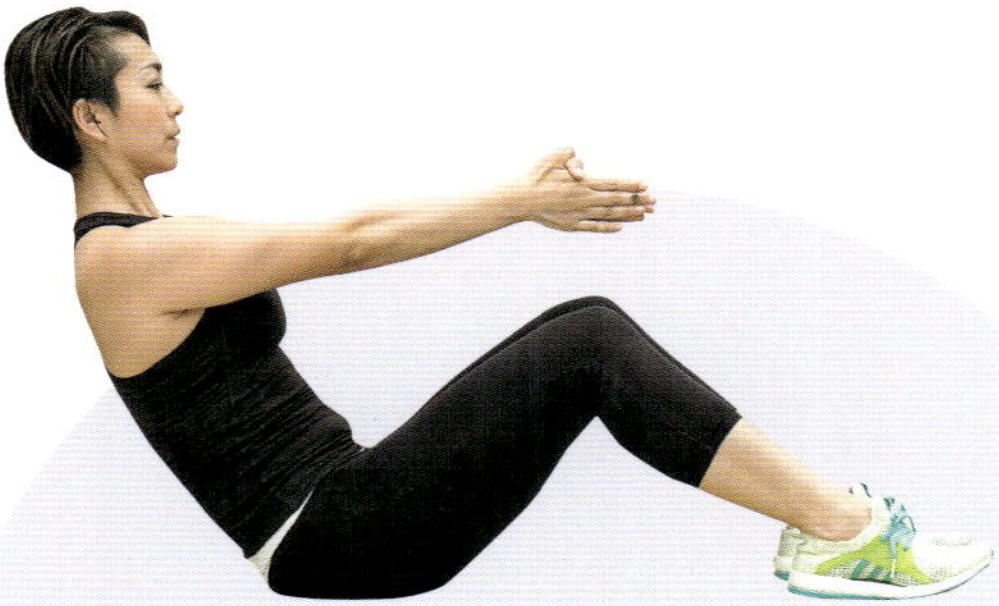

足の裏を地面に着けたまま、ひざを90度に曲げて座る。
両手のひらを合わせて前に伸ばす。
背筋を伸ばしたまま上半身を後方に傾け、
その位置のまま左右にひねる。
このとき、勢いをつけずお腹からひねることを意識。
この動きを10回繰り返す。

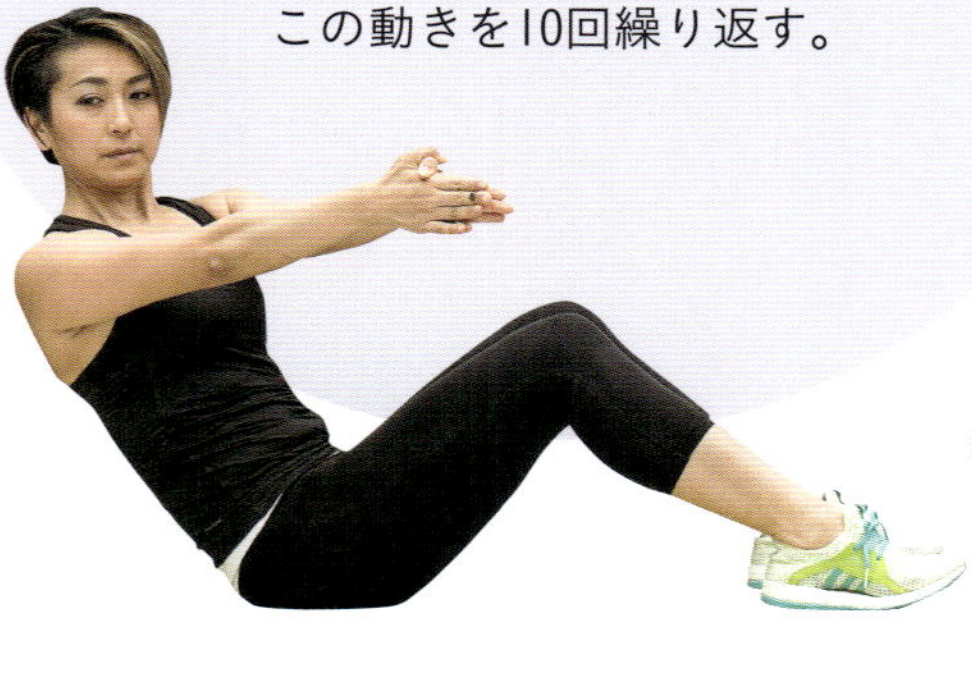

2

Point

便がたまりやすいS字結腸、ガスが溜まりやすい
上行結腸に刺激を加える運動。

腸に効く筋トレ ④

1

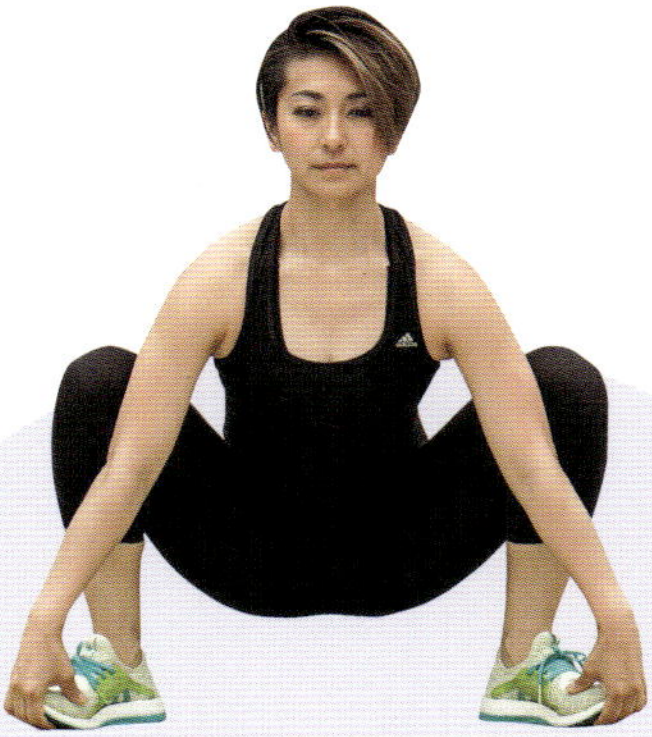

つま先とひざを外にひらいてしゃがみこみ、
腕を前から通してつま先をつかむ。
吐く息で、つま先をつかんだまま、おしりを上げる。
お腹と太ももをできるだけ寄せたまま膝を伸ばしていく。
この動きを10回繰り返す。

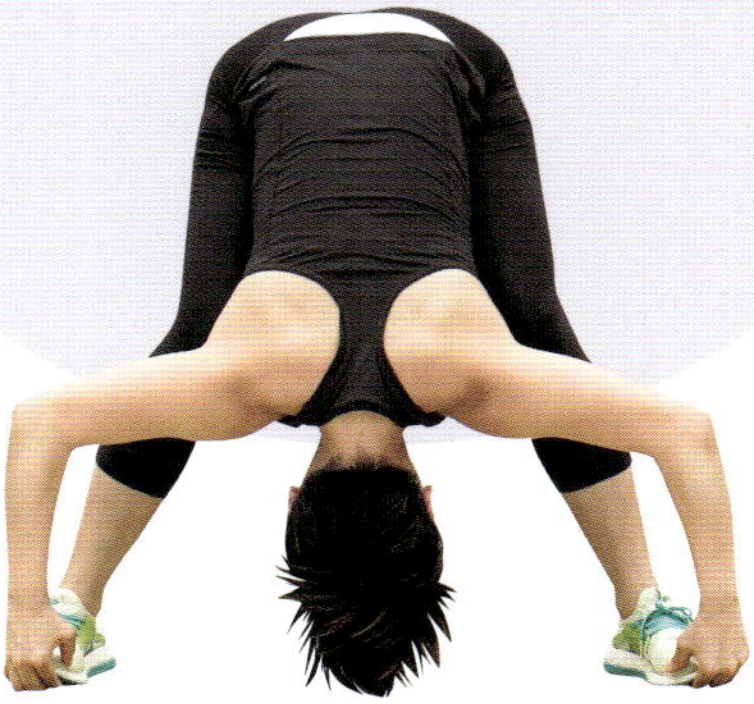

2

Point 肛門括約筋を鍛えることで、排便のサインを脳に送るセンサーの機能低下を防ぐ。

ヨガは副交感神経を優位にする

腸に効くヨガ

ヨガによる腸への効果

私のクラブに通うトップアスリートやビジネスアスリートには、ヨガをトレーニングに取り入れてもらっています。

私自身、ヨガを始めて体の可動範囲が広がり、しなやかさを増した経験があります。筋肉の緊張が取れやすくなり、骨格バランスが矯正され、そこから腸の活性化につながったという実感もありました。さらにはストレスや、動揺、失敗を恐れる不安といった余計な感情が減り、重要な判断を迫られる場面でも平常心を保てるなど、メンタルが安定しました。

それは今思えば、ヨガによって自律神経が整い、その結果、腸コンディショニングにつながっていたのでしょう。

自律神経と腸の関係

自律神経というキーワードを理解しておきましょう。

人間の体には、「体性神経」と「自律神経」という2つの神経があります。「体性神経」は、脳の指令を体に伝える働きをするもので、手足を自分の意識で動かすことができるのは、この神経の働きによるものです。

「自律神経」とは、自分の意思とは関係なく働いている神経の総称で、内臓を動かす、血圧や体温の調整などはこの神経が司っています。この自律神経は、心臓が常に動いていることからも分かるように、循環器や消化器、呼吸器など生命活動を調整するために24時間働き続けています。

この自律神経は、「交感神経」と「副交感神経」の2つに分けられます。交感神経は活動の神経であり、日中活動するときや運動するとき、緊張、ストレスを感じたときなどに優位に働いています。副交感神経は、休みの神経で、睡眠中やリラックスしているときなどに優位に働き、体の疲労回復を促し、内臓を動かします。この2つの神経は、交感神経が働いている間は副交感神経が休み、副交感神経が働いている間は交感神経が休むというように、交互に働いています。

自律神経が整った状態というのは、そのスイッチの切り替えがうまくでき、両方のバランスがとれている状態を指します。しかし現代人の多くは、睡眠時間が短く就労時間が長い傾向にあり、ストレスを多く抱えるなどによって自律神経が乱れがちです。

交感神経が興奮した状態が続くと体は疲労

し、イライラする、緊張するなど情緒不安定になることがわかっています。血管も萎縮して血流を悪くするため、さらに筋肉をこわばらせてしまいます。また、腸のバランスもくずすため、便秘、下痢になったり「過敏性腸症候群」などの症状を引き起こしたり、悪影響を及ぼします。このように、自律神経の状態と腸の状態は直結しているのです。

ヨガが副交感神経を優位にする理由

その自律神経は、呼吸で整えられることがわかってきました。緊張したときに深呼吸をすると体がリラックスするのは、副交感神経が優位になって血流が良くなり、体が弛緩するためと言われています。

ヨガの呼吸は、鼻からゆっくり息を吸っておなかに空気を入れ、その後ゆっくりと鼻から空気を出す腹式呼吸です。この深い呼吸が副交感神経を優位にします。ヨガを始めると、最初は深い呼吸ができず、普段している呼吸がいかに浅いか気がつくはずです。

また、自律神経は首の後ろ側を通っており、姿勢が悪いと血流が悪くなって神経の活動を邪魔してしまいます。ヨガは、ポーズをとることでこわばった筋肉をほぐし、ゆがんでいた姿勢を正します。その意味でも、自律神経を整える役割を果たします。

体を動かすはじめの一歩としても、ヨガはおすすめです。運動習慣のない人がいきなりハードな筋トレやランニングをすると体を痛めてしまう可能性もあります。まずは、ヨガを生活に取り入れ、深い呼吸と姿勢を意識することからスタートしましょう。運動を継続できる体のベースをつくることができます。

腸に効くヨガ Ⅰ

1

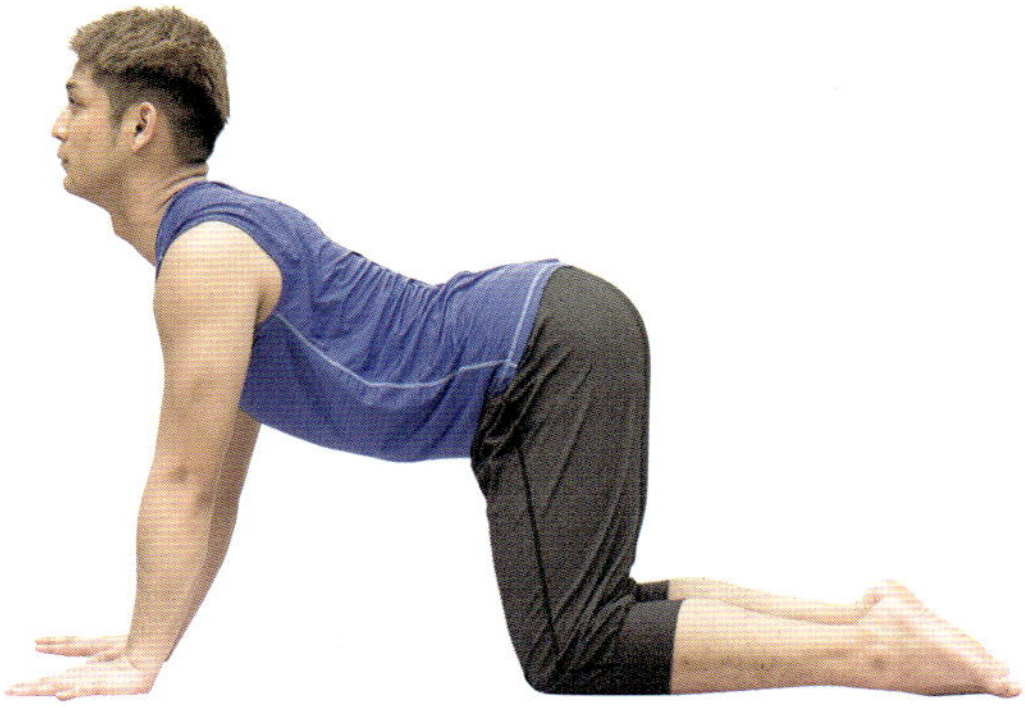

手首が肩の下、ひざがお尻の真下にくる
ポジションで四つん這いになり、吸う息で、
腰を突き上げるイメージで背骨の先から頭まで反る。
このとき肩は楽に。この状態で３～５呼吸。

2

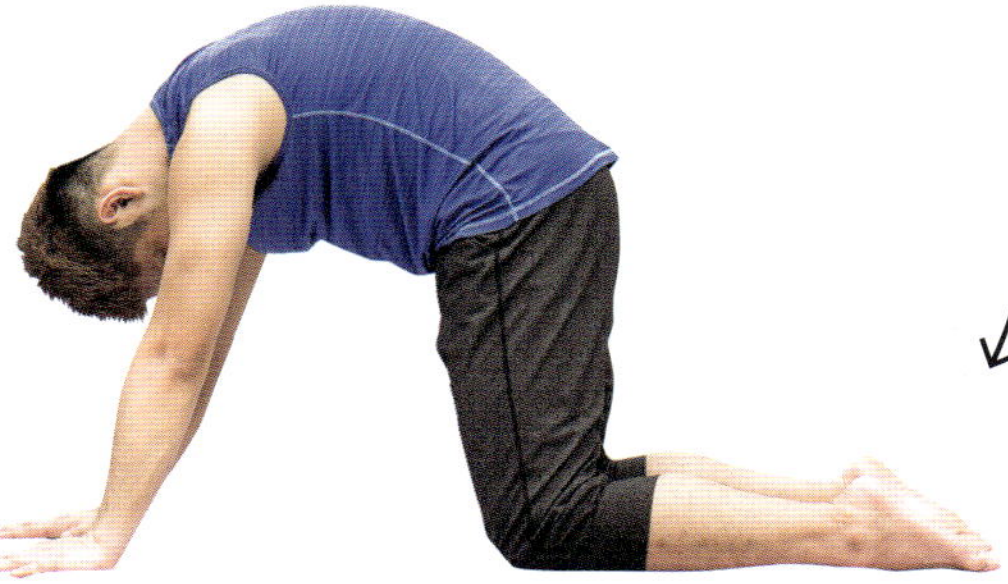

吐く息で、おへそをのぞきこむようにして背骨の先から頭までを丸める。
背中を意識するより、おへそを縦に伸縮させることにより、
背中がついてくるイメージで。
この状態で３～5呼吸。一連の動きを３～５セット繰り返す。

Point

自律神経が通っている脊柱をゆるめ、
バランスを整える。腸活性にも効果的。

腸に効くヨガ ②

初級編

1

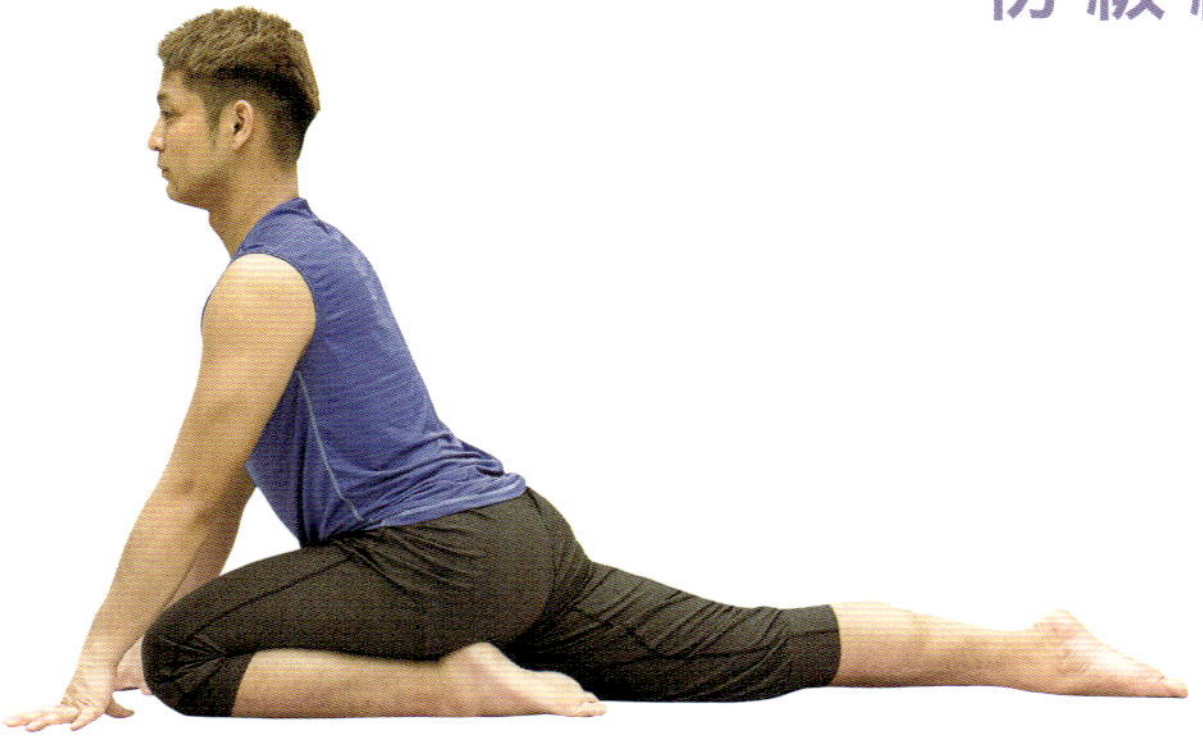

正座の状態から、両手のひらをひざ前に着け、
右足を後ろに伸ばす。
このとき背中が丸まらないよう注意。

2

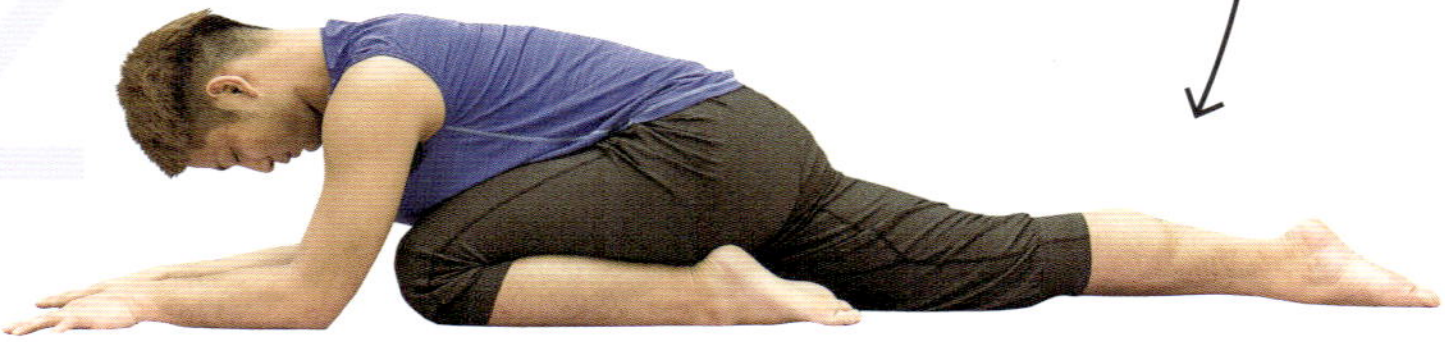

吐く息で、ひじが床に着くあたりまで上体をお腹から胸へとゆっくりと
前屈させる。背中を丸めたり、勢いで前屈しないよう注意。
余裕があればひじを伸ばし、徐々に前屈を深めていく。
この状態で呼吸を３〜５回繰り返す。反対側の脚も同様に行う。

Point 腸腰筋と臀筋に刺激を加えることで、
蠕動運動を促す。

中級編

1

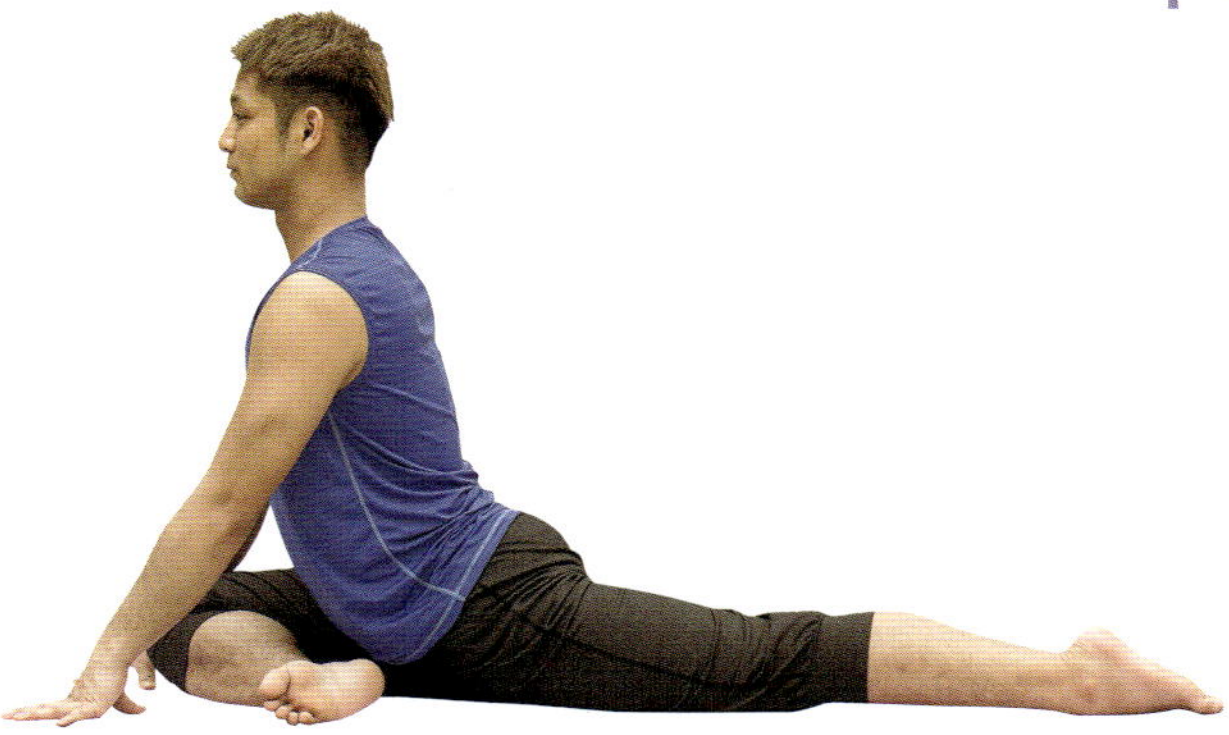

両膝を伸ばして座った状態から、右ひざを外側に曲げ、
かかとを鼠蹊部に近づける。両手のひらをひざ前に着き、
左足を後ろへ伸ばす。このとき背中が丸まらないよう注意。

2

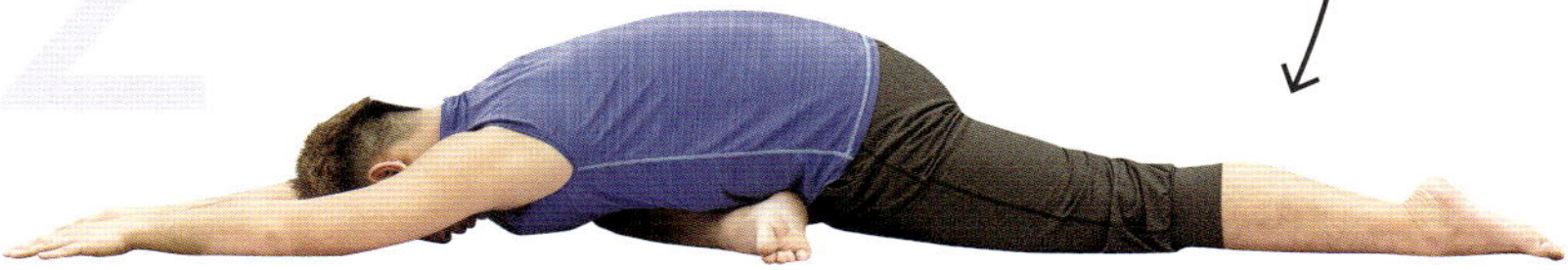

吐く息で、上体をお腹から胸、頭へとゆっくりと前屈させる。
ひじを前方に伸ばし、額を床に着ける。勢いで前屈せず、
徐々に前傾を深めていく。この状態で呼吸を３～５回繰り返す。
反対側の脚も同様に行う。

Point 上体が傾くに従って、ひじを曲げた上体から
前方へ。前傾は心地良く感じる位置まででOK。

腸に効くヨガ ③

1

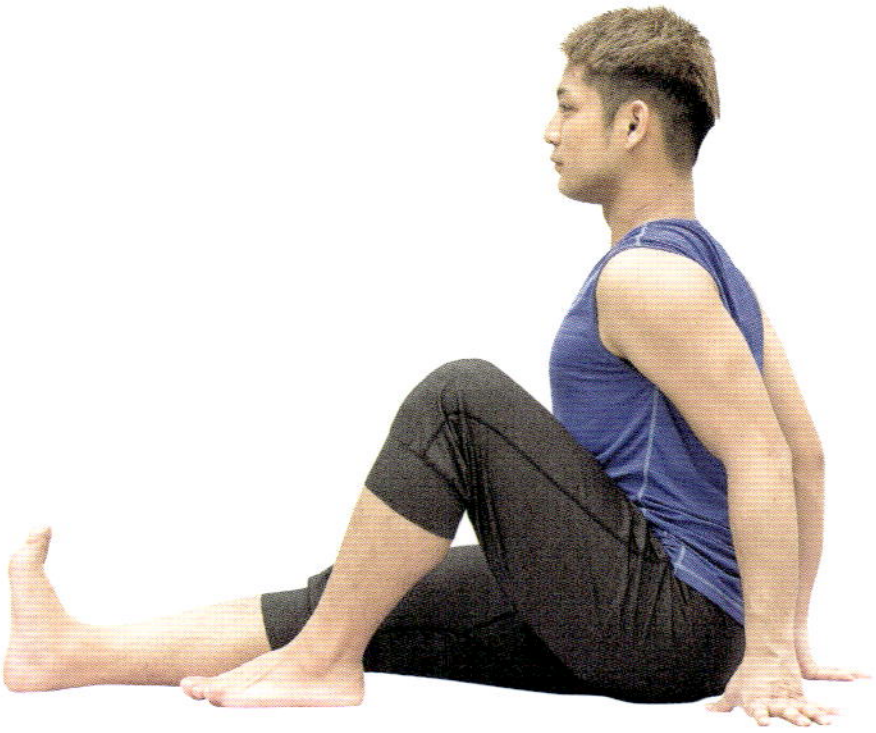

両膝を伸ばして座り、左ひざを立てる。
足の裏は床に着けた状態で、背中が丸まらないよう注意。

2

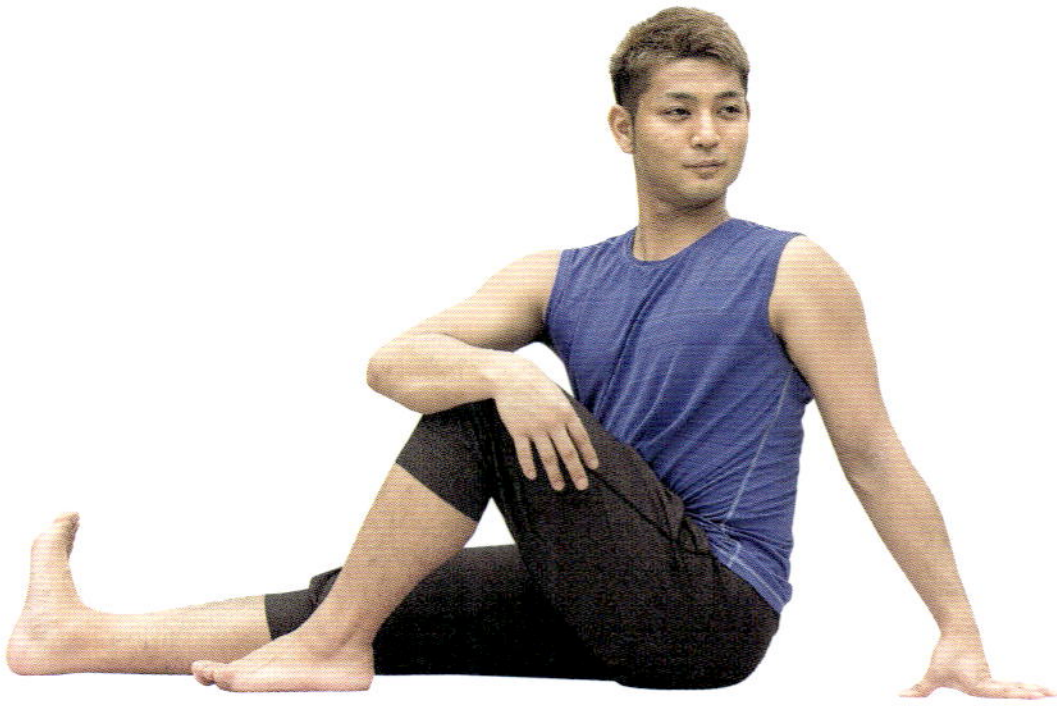

右腕と左ひざで押し合うようなイメージで
上半身をツイストさせる。
このとき、上体が安定するよう反対側の手は地面に添える。
この状態で呼吸を３～５回繰り返す。反対側も同様に。

Point 便がつまりやすいS字結腸やガスの溜まりやすい上行結腸に対して刺激を与え、蠕動運動を促す。

part 3

メンタルから腸を癒す

瞑想、デジタルデトックス

腸とメンタルは一心同体

副交感神経優位でストレス回避

フロー状態のメンタルとは？

トップアスリートたちは常に最高のパフォーマンスを要求されます。結果を出すためには、強靭な肉体や高い技術はもちろんですが、なにより安定したメンタルが必要です。

これまでトレーナーとして多くのトップアスリートを見てきました。いわゆるゾーンやフローと呼ばれる極限の集中状態に入った経験のあるアスリートに、そのときのメンタルの状態を聞くと、共通して〝高揚〟ではなく〝冷静〟な状態であったと言います。あとから振り返ってもフロー状態の様子を淡々と語ることができるくらい、平常心であることが多いようです。

この状態には、幸せホルモンの「セロトニ

ン」が関係しています。パートーでもお伝えしたように、セロトニンの9割は腸でつくられていることから、メンタルを安定させるのも腸であると言えます。

私が腸に着目したきっかけも、ここにあります。腸内で多くセロトニンをつくり出す状態というのは、腸内フローラの多様性が高くバランスが良い状態であると考え、トップアスリートに腸内フローラの検査を受けてもらったところ、やはり一様に多様性が高いという結果が得られたのです。

メンタルをコントロールする

腸内フローラの状態が良く、〝幸せホルモン〟がきちんと出ていれば、そもそもストレスを感じにくいメンタル状態、もしくはストレスに抵抗できる免疫力を持ち合わせているはずです。腸内環境が悪ければストレスがかかったときに、幸せホルモンが生成されなくなったり、脳に届かなくなったりします。ここから破綻が始まって負のスパイラルに入ってしまうこともあるのです。

負のスパイラルに陥らないようにするためには、腸内環境を整えるとともにメンタルコントロールの方法を身につけ、自律神経をきちんと切り替えられるようにしておくことが必須です。日常的にストレスに晒され、交感神経が優位になりがちだという自覚があれば、意識的に副交感神経を高める時間をつくるようにすることが、メンタルコントロールのコツです。

たとえば一流アスリートは、休暇をとることも仕事のうち。彼らが遊んでいるのは、試合の日程から逆算して「ここで一度緩めておこう」というタイミングです。そこでいったん副交感神経を高めて心身をリラックスさせることで、試合に合わせて交感神経が高まるように操作しているのです。

交感神経を高めたままにしておくと、チャンスに力を発揮できないばかりでなく、心身ともに危機的な状況に陥ることを彼らは知っています。

心と体はリンクしている

可能な限りストレスを回避することは、リスクマネジメントのひとつ。自分に合うリラックス方法を見つけて、生活の中にうまく取り込むことは、〝心身のコンディショニング〟という重要なタスクです。

私はよく、「体に不調がある人は、気持ちから変える。心に不調がある人は、体から変える」と言います。

ストレスで過食を繰り返している人が短期集中ダイエットで一時的に体重を落としたとしても、ストレスがある限り結局リバウンドを繰り返します。また、精神的に不安を抱えている人に薬を処方し続けても根本的な解決にはなりません。

もともと心も体もひとつなので、どちらか一方だけを変えようとすること自体に無理があるのです。密接にリンクしている体と心の結び目の役割を果たす腸に目を向け、メンタル面からもコンディショニングしていきましょう。

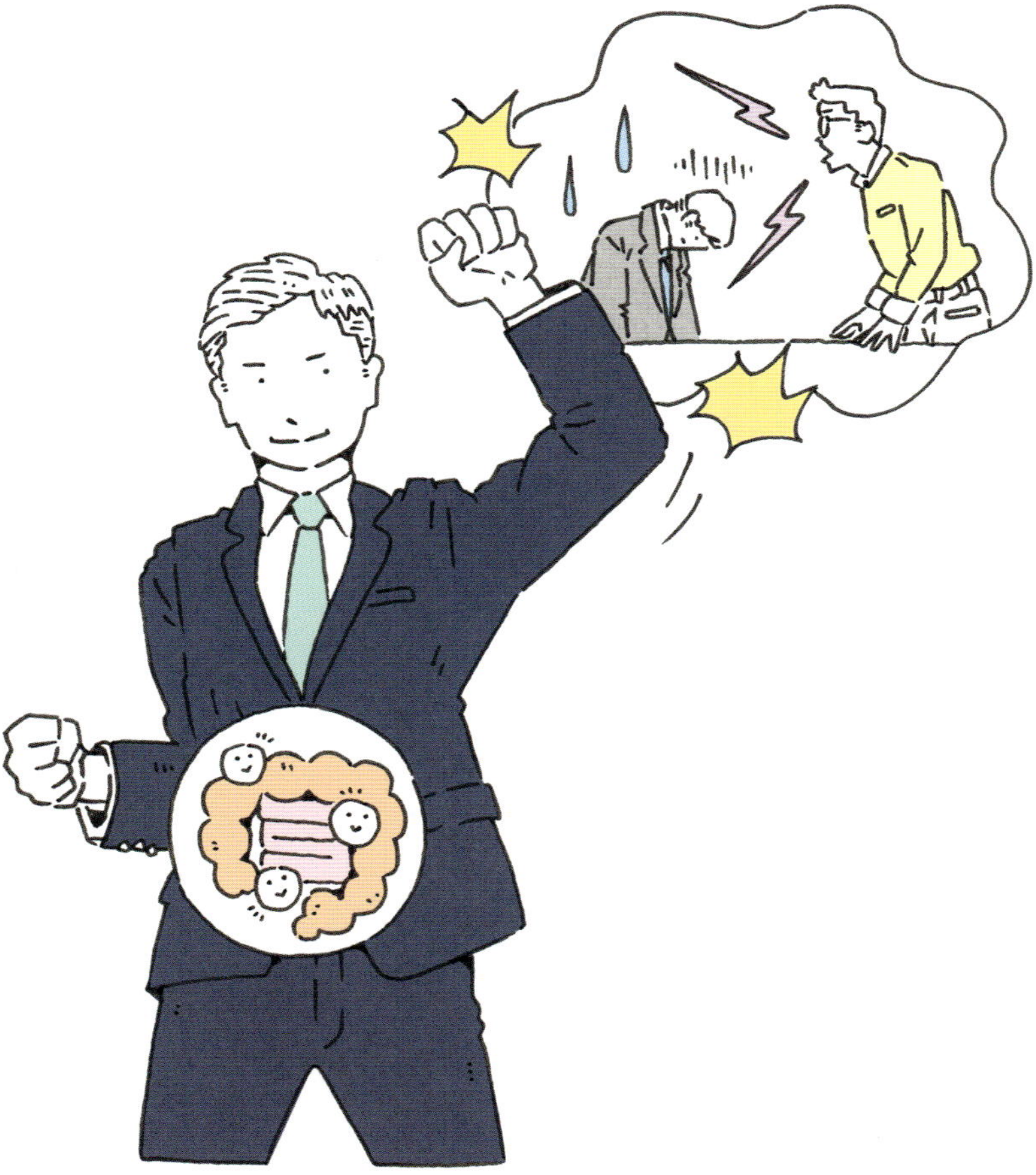

「病は気から」という言葉がありますが、これは「気のせい」という意味ではなく、
体と心がリンクしていることを言い表しているのかもしれません。

デジタルデトックスのすすめ

情報過多は脳のノイズでしかない

情報過多はノイズにすぎない

常に膨大な情報を処理しているビジネスアスリート。効率最優先で動いているつもりが、気付いたらスマホから流れる不必要なニュースや芸能人のゴシップ、他人のSNSを長時間眺めていて、自己嫌悪に陥ることはありませんか？　情報過多は単なるノイズ。ノイズで膨れあがった頭では、必要な情報をインプットできないばかりか、クリエイティブな発想もできません。また、過剰な情報はストレスになり、自律神経を乱します。

では、なぜ私たちはスマホ片手に無駄な時間を過ごしてしまうのでしょうか？　人間は、ストレスを他の行動で代替する習性があります。ダイエットで食事を我慢していると、かわりに高い買い物をしてしまうといった経験は、誰にでもあるのではないでしょうか。スマホ依存も、ストレスの代替行為。スマホ依存になっているときは、腸のコンディションが悪いために〝幸せホルモン〟が分泌されていないのかもしれません。

逆に考えれば、スマホ依存を脱することで自律神経が整い、腸内環境が改善されることもあるでしょう。

スマホ断ちでクリアに

思い当たるところがあれば、〝デジタルデトックス〟にトライしてみてましょう。スマホの不要なアイコンは消去する、休日にはスマホを持たずに出かけるだけでも、驚くほど頭はクリアになります。ランやジム、サーフィンなど体を動かす趣味があれば自然とデジタルデトックスの時間も長くなるでしょう。ノイズのないクリアな脳こそ、質のいい情報をインプットすることができます。デジタルデトックスは心のリラックス、腸内環境の改善につながり、それがさらにクリアな脳をつくるという良い循環を生み出します。

人間関係もデトックス

過剰な情報、不必要な情報を取り込むストレスについて説明しましたが、これはそのまま人間関係にもあてはまります。付き合いで参加する異業種交流会やパーティ、意味を見い出せないグループでの交際などは、仕事へのエネルギーすら削り取られます。SNSの存在も無視できません。SNS上に溢れる他人の日常と自分の日常を比べたり、自分の投稿への周囲の反応が気になったり……と、常に周囲の基準に振り回されることがストレスになるケースが多々あります。

食事も、情報も、人間関係も、不必要なものを取り込みすぎるとオーバーフローになります。ジャンクフードが脂肪というノイズになるように、不必要な人間関係も心にとってノイズにしかなりません。

ノイズはストレスとなって自律神経を乱し、結果的には腸内環境を悪化させます。逆に考えれば、腸内環境が悪化して〝幸せホルモン〟が出ていないために多幸感や充実感を得ることができず、過剰な人間関係を求めるという悪循環に陥っている可能性もあります。

思い切って、人間関係のデトックスに踏み切ってください。不必要な食事の誘いを断ってみる、SNSと距離を置く。それだけでも不必要な焦りや他人への嫉妬心といったストレスは大幅に軽減され、自分自身の軸やペースが明確に見えてきます。

心がクリアになり、ストレスフリーな状態になると、腸のコンディションも改善されます。〝幸せホルモン〟がきちんと分泌されることで、仕事への意欲や集中力もアップするでしょう。ハイパフォーマンスを出すアスリートが常に孤独と隣り合わせで戦う理由は、ここにあるのです。

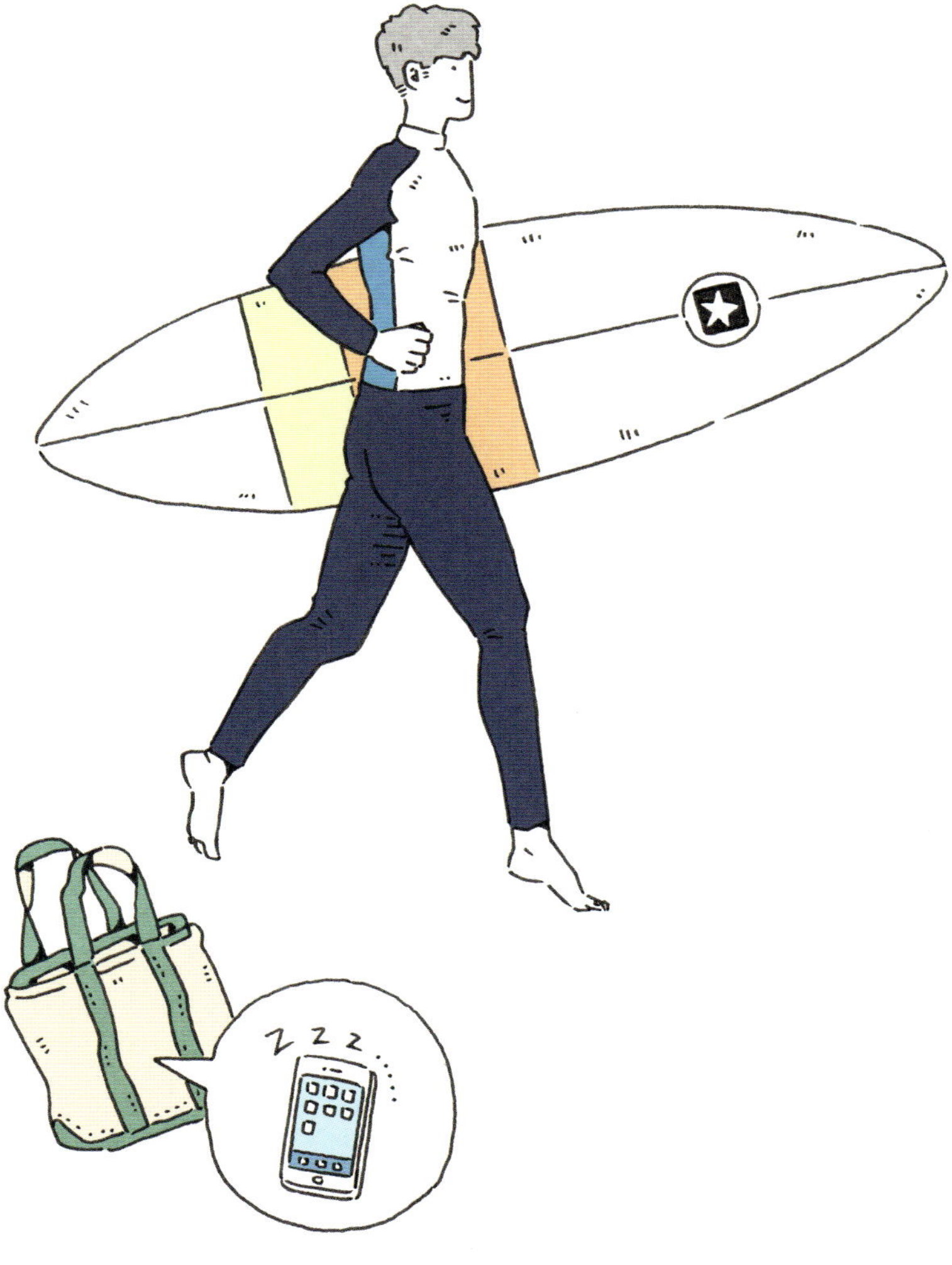

無理にスマホ断ちしてもストレスになるだけなので、
何かに没頭できる時間をつくり、結果的にスマホ断ちできるのがベスト。

腸とメンタルを整える瞑想の習慣

瞑想でセロトニンを出す

腸にも効く「瞑想」のすすめ

故スティーブ・ジョブズを筆頭とするシリコンバレーのCEOたちや、ジョコビッチやジョーダンなどのトップアスリートたちが瞑想を習慣にしているという話題に驚いたのは、もう数年前のこと。いまやグーグルなど世界規模の企業がセミナーに取り入れるなど、瞑想はビジネスパーソンの常識になりつつあります。常にプレシャーの下で戦うビジネスアスリートこそ、ストレスから解放され、しなやかなメンタルを手にするべきだと誰もが気付き始めたのでしょう。

瞑想によって得られるメンタル的な変化としては、〝ストレスホルモン〟コルチゾールが減少して〝幸せホルモン〟セロトニンが増加することが挙げられます。瞑想でリラックス状態に入れるのは、これらのホルモンの増減のおかげです。さらに、アルファ波が出るため、高い集中力を保てるようになります。リラックスと同時に集中するということは、「フロー」状態に入るということ。アスリートは究極の集中状態であるときにハイパフォーマンスを出すと言われていますが、ビジネスアスリートも同じ。フローに入ることで直感が働き、的確な判断やクリエイティブな発想ができるようになるのです。

さらに、瞑想は腸にとっても良い影響をもたらします。瞑想をするときには基本的に深い腹式呼吸をしますが、ヨガと同様に、この呼吸が副交感神経を高めるのです。腸は副交感神経が高まっているときに蠕動運動を行うので、まさに瞑想はダイレクトに腸に効くことになります。

また、腸はストレスに弱い臓器。セロトニンの分泌が増え、ストレスを感じにくいメンタルを保つことで、ストレスに起因する腸の疾患を防ぎ、良い腸内環境を保つことができます。コンディションの良い腸からはさらにセロトニンが分泌されるので、腸と脳、自律神経は理想的な好循環に入ることができるのです。

ちなみに、あえて浅くて早い呼吸を繰り返して交感神経を高め、自分自身を攻めのモードに高める瞑想方法もあります。仕事中に眠気に襲われたとき、大きなプレゼンを前に萎縮しているときなど、シチュエーションによっては、こちらを使うが良いこともあります。瞑想は自律神経をセルフコントロールする手段。腸をベストコンディションに保つためにも、瞑想の習慣をつけましょう。具体的な方法は次ページで説明します。

朝の瞑想

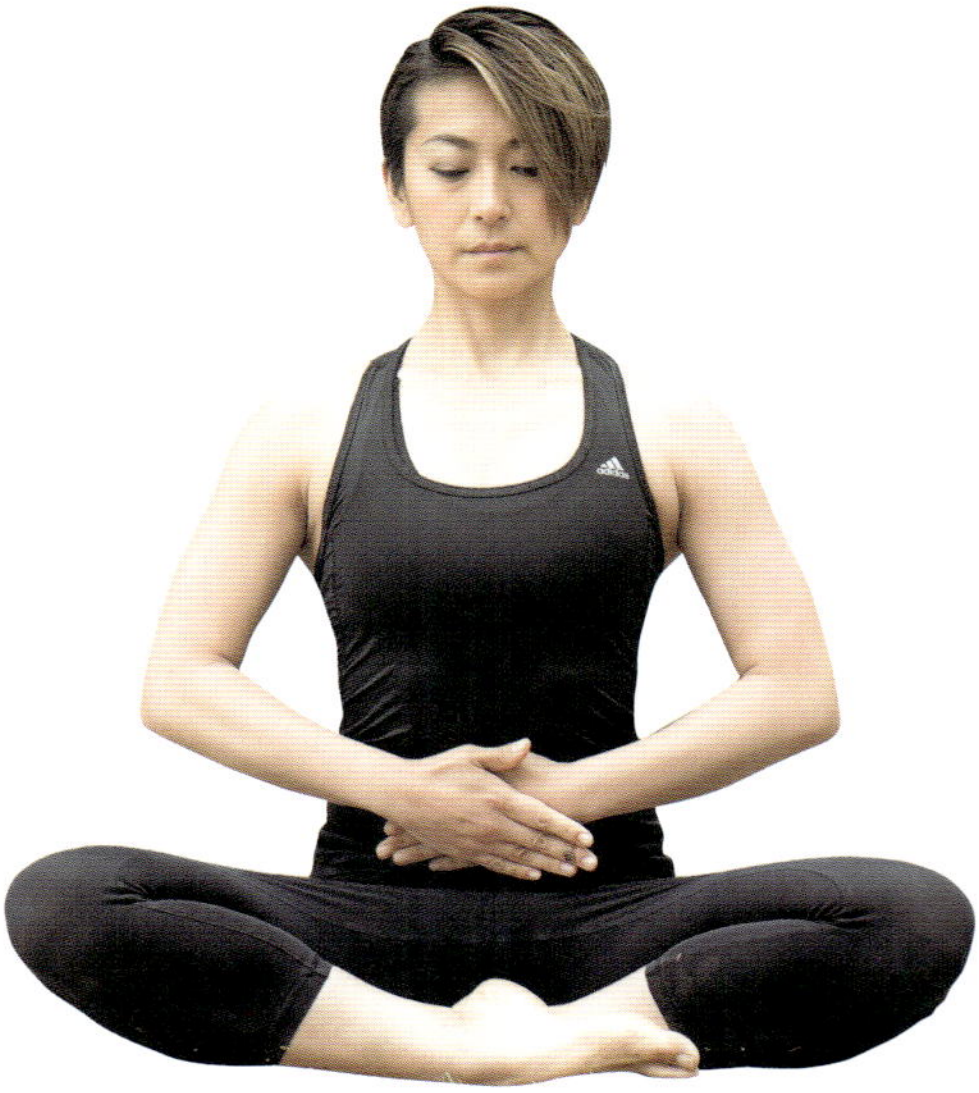

1

両足のかかとを体の中心で重ね合わせて座る（あぐらをかいてもOK）。骨盤を立て、左右のおしりに体重を均等に乗せる。

2

背筋は伸ばして肩の力を抜く。目は半眼（薄く目をあけ鼻の先など一点を見つめる）か、軽く閉じる。

3

下腹部に意識を集中させ、両鼻から深く息を吸う。腹筋に力を入れ、鼻から「シュッ」と音が出るくらい、強く短く息を吐きながらお腹を引きつける。1秒に1回のペースで、30秒〜1分繰り返す。

Point

ヨガのカパラバティ呼吸法。眠気を覚ましすっきりさせ、思考力や直感力を鍛える効果があるので目覚めの瞑想に最適。白湯を飲んだ後の空腹時が効果的。

夜の瞑想

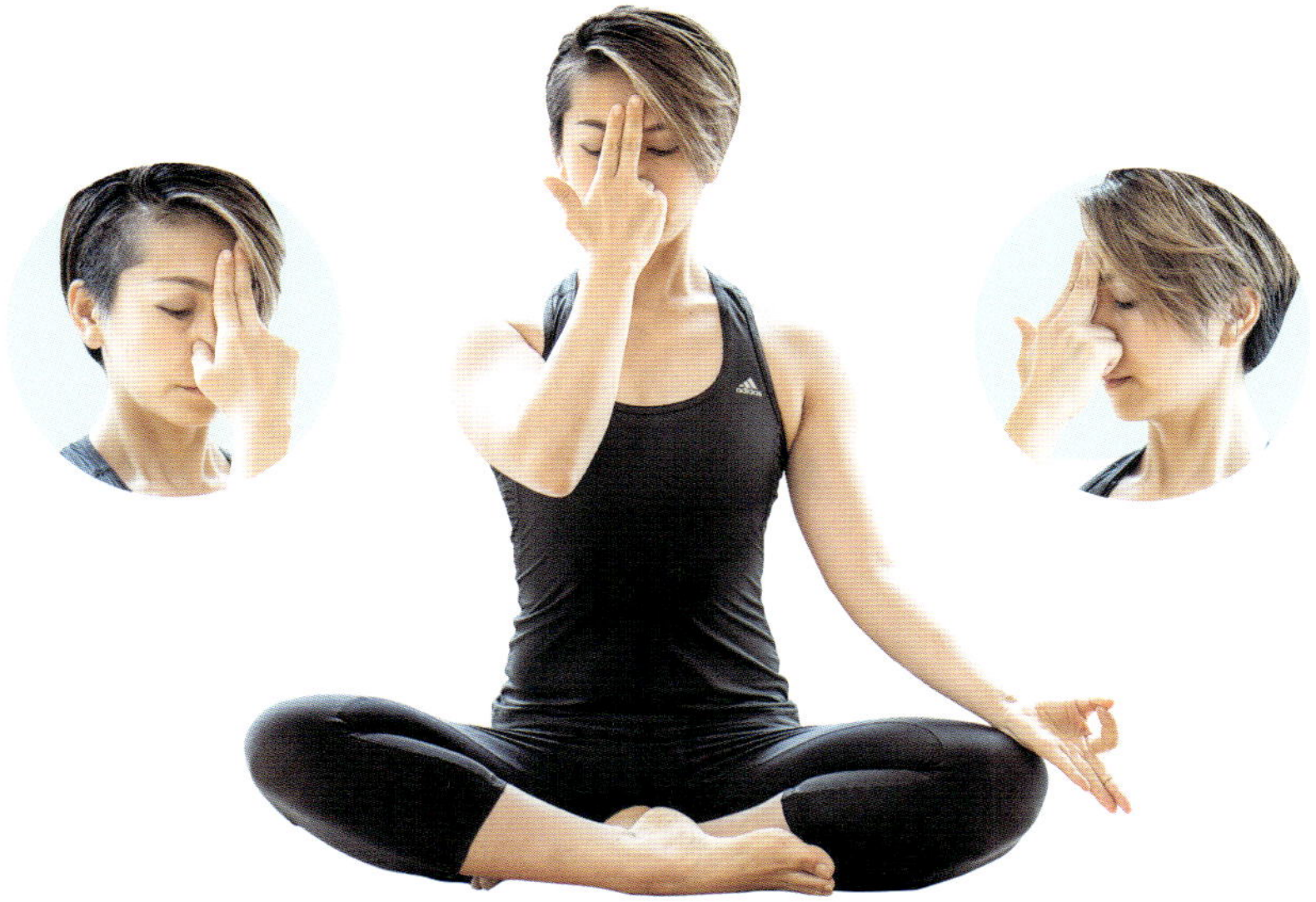

1
両足のかかとを体の中心で重ね合わせて座る（あぐらをかいてもOK）。骨盤を立て、左右のおしりに体重を均等に乗せる。

2
背筋は伸ばして肩の力を抜く。目は半眼（薄く目をあけ鼻の先など一点を見つめる）か、軽く閉じる。

3
写真のような手の形にし、薬指で左鼻を押さえる（写真右上）。右鼻だけで息を吸ったら、薬指のブロックをほどき、親指で右鼻を閉じ（写真右下）、左鼻から吐く。

4
左鼻から吸ったら、薬指で左鼻を閉じて親指を開放、右鼻から息を吐く。

5
3〜4を10セット繰り返す。

Point 自律神経のバランスを整える片鼻呼吸法。就寝前に行うことで、睡眠の質を高めます。

COLUMN 3

胃腸の不調に効くツボ

パート４では腸のコンディションを整える食事の大切さを紹介しますが、どうしても仕事関係の会食が続くこともあるでしょう。そんなときにもツボ押しのセルフケアは有効です。暴飲暴食で胃腸の不調や疲れを感じたら、または会食前でも、胃腸につながるツボを刺激することでコンディションを整えることができます。

トップアスリートだけでなく、クラブを利用する経営者の中にも、出張前後や会食が続くことがわかっているときにトレーニングをして汗をかいたり、鍼灸のケアを受ける方が多くいます。不調を感じてから対処をするのではなく、コンディションが崩れる前に不調のきっかけとなり得る行動を把握し、不調がおこらないようにする。それによっていつもベストなパフォーマンスを発揮できることを、彼らは知っているのです。

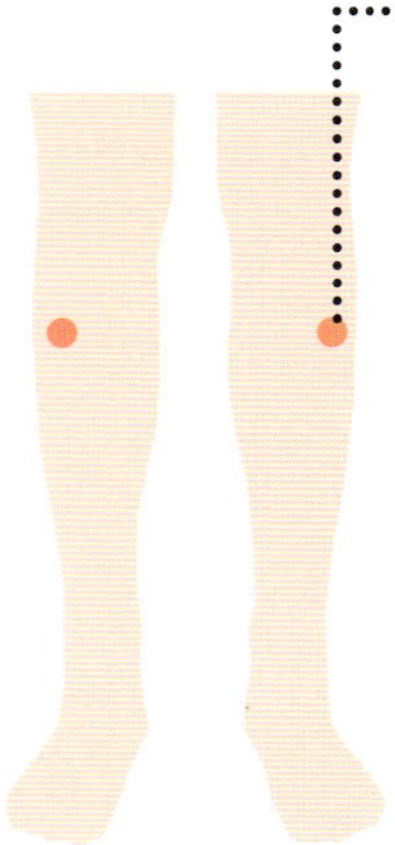

足三里
膝のお皿の外側のくぼみから指４本分ほど下がったくぼみ（すねの骨の外側）にあるツボ。手の親指でぐーっと押すように圧力をかけます。血流がよくなり、胃腸の働きを良くしてくれます。

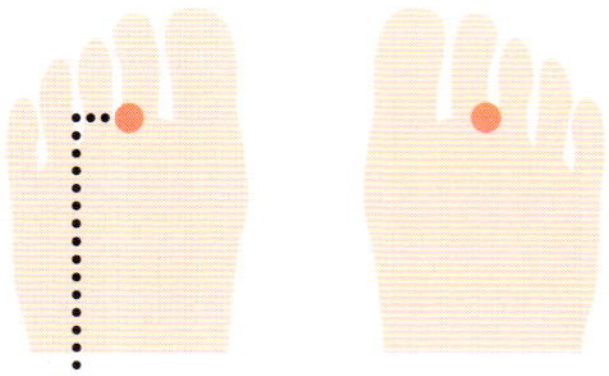

内庭
足の第２、第３指の付け根、第２指側にあるツボ。体にある熱を取り除く働きがあり、消化吸収の働きが悪くなったのを緩和する効果があります。

part 4

食事で腸を整える

腸が喜ぶ食事

結果を生む体づくりは腸が喜ぶ食事から

何を食べるか、どう食べるか

まずはデトックスからスタート

食事で良い腸内フローラを育てよう思ったら、善玉菌の大好物である食物繊維をたっぷりとることが大切だということはパートーでも説明しました。

でも、その前に意識しておかなければならないことがひとつあります。それは腸のデトックス、つまり解毒です。

コンディションの悪化した腸内には、便秘によって発生した有害物質や代謝による老廃物などが溜まっています。例えば、パンやパスタをよく食べる人の腸壁には、水を吸ってネバネバと粘着性の出たグルテンがこびりついている可能性があります。また、加工食品をよく食べる人には、食品添加物が蓄積されているケースも多々あります。

腸壁に腐敗した未消化物や有害物質がこびりついていると、いくら食事に気をつけても、その栄養をきちんと吸収することはできません。まずは、とり入れた栄養素をマックスで吸収できるように、腸内をデトックスしておきましょう。

また、老廃物や有害物質が排出されると、血流が良くなるという大きなメリットもあります。血流が良くなると新陳代謝が上がり、疲労を次の日まで持ち越すことがなくなります。自律神経が整うことで腸の動きも良くなるでしょう。また、腸壁がきれいになることで血液が腸にとどまらず、きちんと脳に行き渡るようになることも大きなポイント。脳に十分な血液がまわることで、高い集中力を発揮できるクリアな精神状態を保つことができるのです。

まずは、受け皿となる腸内をきれいな状態にし、その上で腸内細菌が喜ぶ食事を積極的にとることが大切です。このパートではデトックスフード、腸内環境改善フードも紹介していきます。

「どう食べるか」も大切

ただ、腸コンディショニングにおける食事の大切さやとるべき食材を理解していても、「食事の時間は考慮していない」という方も多いのではないでしょうか？　腸の消化吸収の働きを考えると、就寝時間の3時間前までには食事を済ませておきたいところ。会食などの予定がある場合は、その前後の食事で調整し、胃腸を休ませる時間をとりましょう。もちろん規則正しい食事が前提ですが、ビジネスシーンではそうも言っていられません。

食べる時間を決めてしまうとそれができなかったときにストレスになってしまいます。無理して3食きちんと食べようとするよりも、1日単位、1週間単位で量やバランスをコントロールできるよう心がけてください。

また、「何を食べるか」と同様に「どう食べるか」も大切です。どんなにいい食材でも噛まずに食べれば胃腸の負担になります。消化の第一段階である口内でよく噛み唾液とともに胃に入るのと、固形のまま入るのでは胃腸の仕事量は雲泥の差。昔から「よく噛んで食べましょう」と言われますが、いまいちその重要性を感じていない方も多いでしょう。今日からは、消化の負担を助けるため、ひいては腸内環境を整えるためと考えて実践してください。

その点で付け加えると、はやりのスムージーやジュースは要注意。本来サラダにするとそれなりの量がある野菜をコップ1杯にし、それをごくごくと咀嚼せずに飲みこんでいるわけですから、胃腸への負担は相当なものです。唾液がうまく分泌されないこともあり、せっかくの栄養素も吸収されにくいといわれています。また、冷たい状態で飲むものが多いので体を中から冷やしてしまうというデメリットもあります。もちろん、消化を考慮して攪拌したスムージーやジュースにはビタミンなどがとれるなどのメリットもありますので、嗜好品として飲む場合は、一気飲みをしないこと、温度に気をつけて飲むことなどを考慮しましょう。

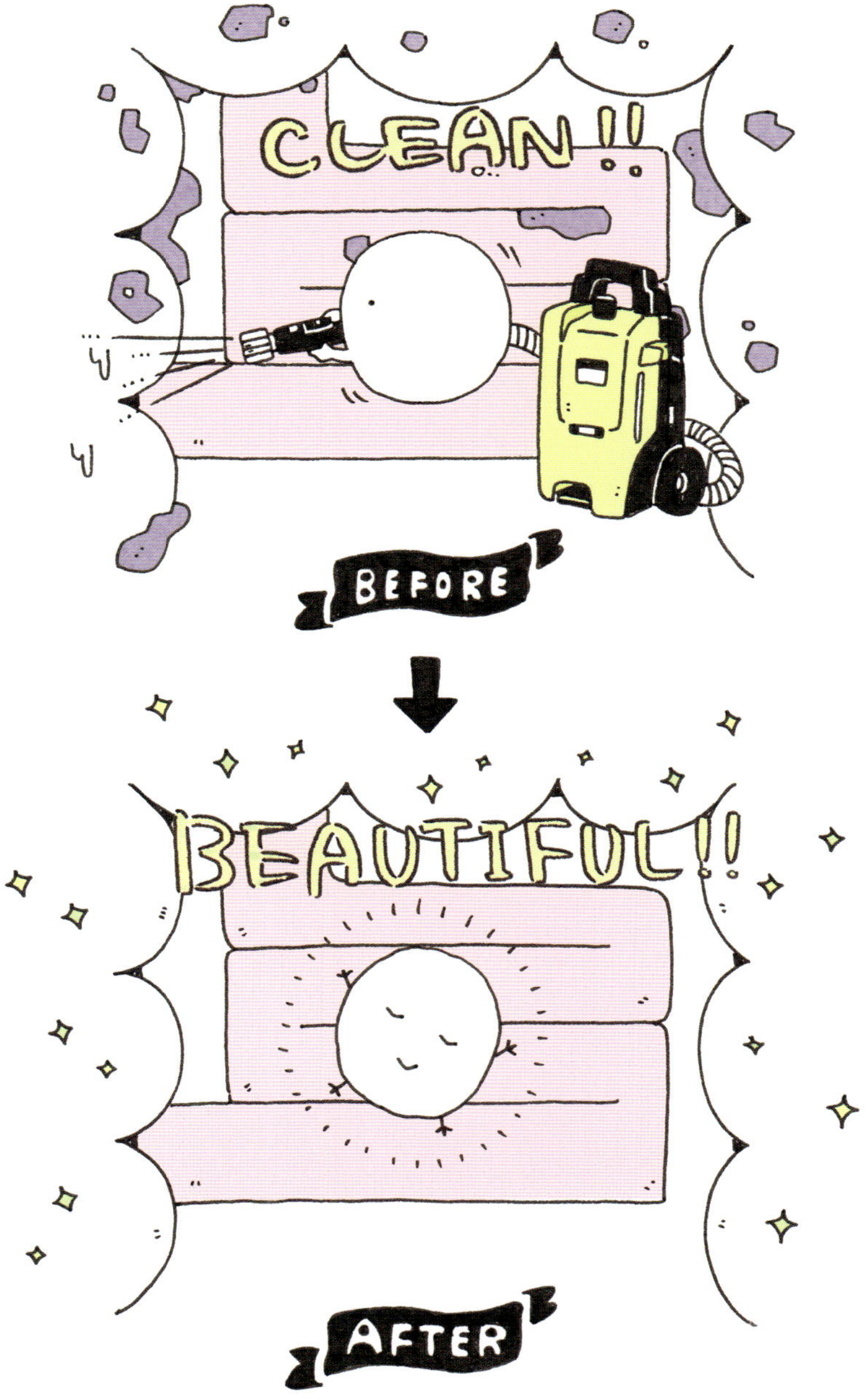

まずはデトックスで、栄養の受け皿である腸自体をクリーンな状態に。
それによって腸内フローラの環境も良くなる。

腸が喜ぶ食事 /

キレートフード

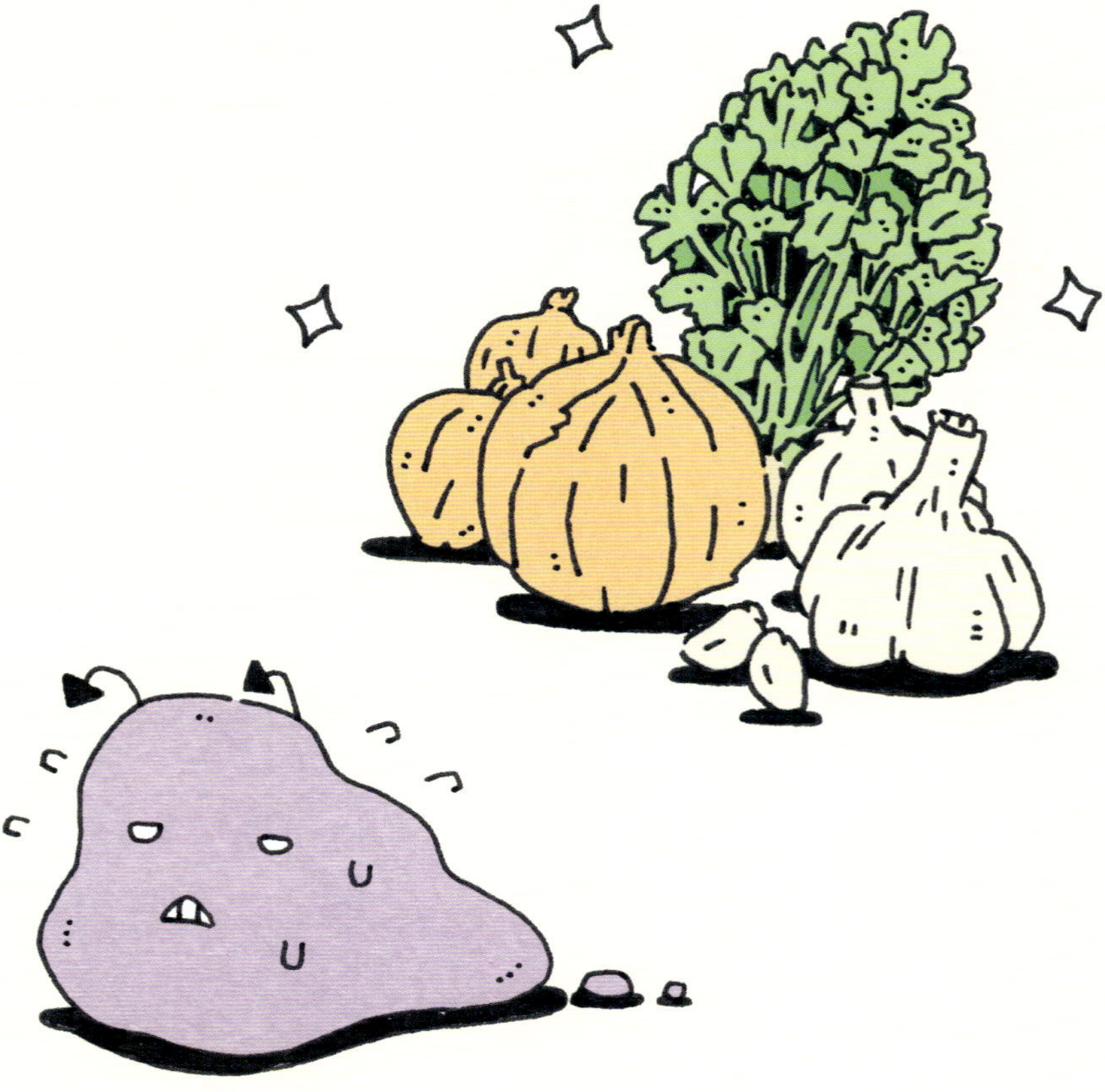

もっとも効果の高いキレートフードは、パクチー。
血管が柔らかくなり血流が良くなるため、アンチエイジング効果も
抜群。ネギや玉ネギには、肝臓に溜まった毒素を分解する効果がある。
加熱してもキレート成分が壊れないので、様々な料理に使える。
元気の源、ニンニクもキレート効果が高いので、積極的にとろう。

腸が汚れると悪玉菌が暴走して、様々な不調を引き起こすということはパートーで説明しました。腸を汚す原因のひとつとして、外部から取り込んでしまう有害物質の存在があります。加工食品に頼りがちな人は食品添加物などから、そうでない人も汚れた空気や水道水などから、知らず知らずのうちに有害物質を取り込んでいます。これを無毒化してくれるのがキレートフード。「キレート」という単語は、「蟹のハサミ」という意味のギリシャ語が語源。有害物質を挟み込んで退治するイメージです。

キレートフードとして、今もっとも注目なのがパクチーです。キレート効果の他にも、強力な抗酸化作用、消化促進、血流の改善、アンチエイジングなど様々な効果があります。味の好みは分かれますが、ぜひチャレンジしたい食材です。

ネギやタマネギにも高いキレート効果があります。特に肝臓に溜まった毒素を分解する作用が高いため、お酒を飲む人には欠かせません。また、肝臓を強化することによって、疲労回復を後押ししてくれる効果も期待できます。加熱してもキレート成分が損なわれないので、どんな料理にも使えるのが助かります。

また、ニンニクも高いキレート効果が望める食材。滋養強壮効果がよく知られていますが、その効果の半分は有害物質を排出することが理由だと言われています。

これらの食材をうまく利用して腸をきれいに保つことが、腸コンディショニング成功の秘訣です。

腸が喜ぶ食事 2

善玉菌の大好物

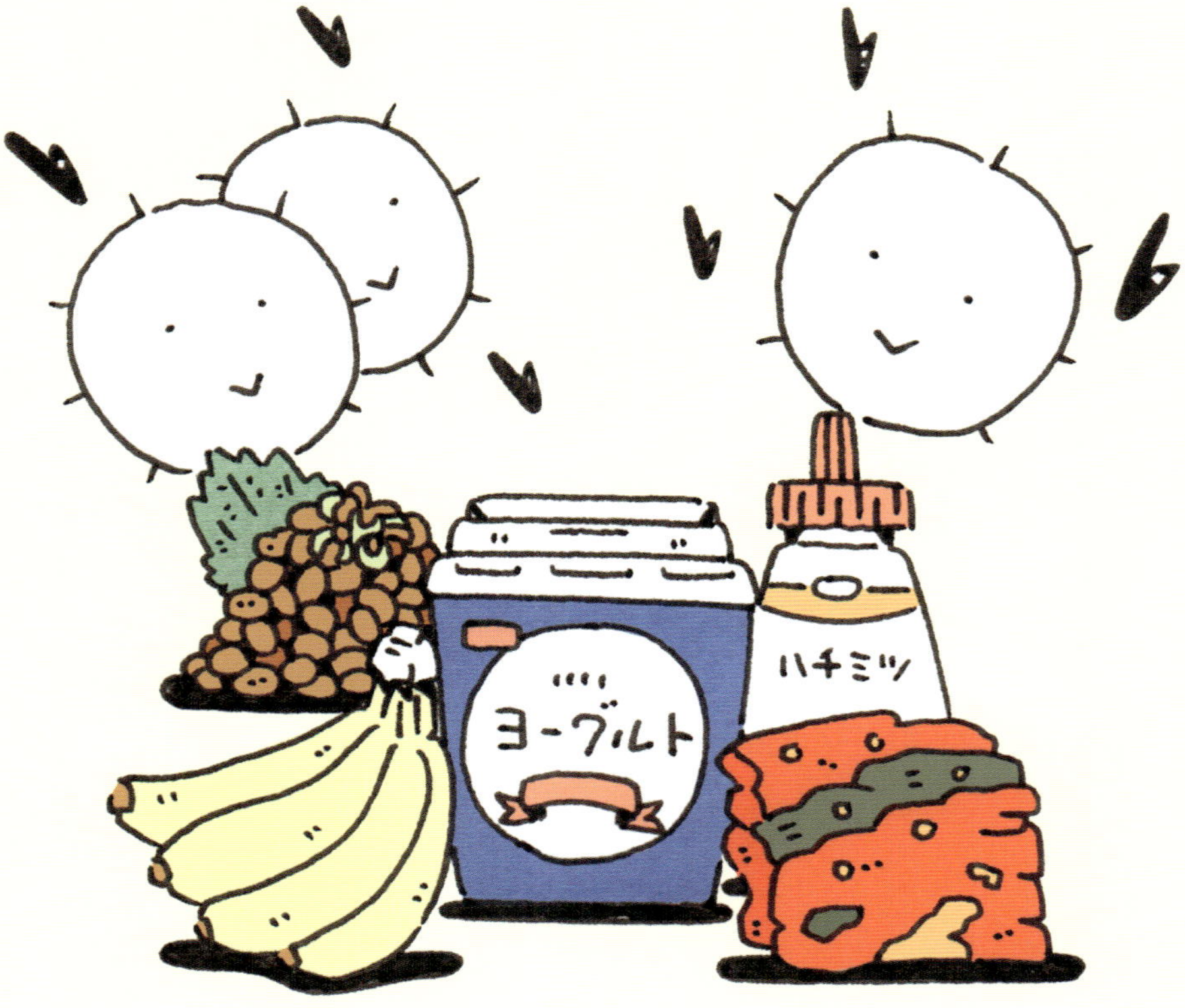

善玉菌の大好物は、食物繊維、発酵食品、オリゴ糖。
食物繊維の中でも、水溶性食物繊維と不溶性食物繊維を
バランス良く含むゴボウ、納豆、オクラは必須。便通を整えてくれる。
善玉菌そのものが生きたまま腸に届く
ぬか漬け、味噌、納豆は、毎日欠かさずに。
砂糖は白砂糖ではなく、善玉菌のエサになるオリゴ糖がおすすめ。

腸コンディショニング中の食事で一番に意識したいのは、善玉菌の大好物をたくさん食べること。中でも食物繊維、発酵食品、オリゴ糖は毎日食べてください。

食物繊維は、水に溶けやすくて便をやわらかくする水溶性食物繊維（果物、こんにゃく、海藻類、きのこ類など）と、消化されにくく、便の量を増やして排便を促してくれる不溶性食物繊維（根菜、豆類、きのこ類、玄米など）の2種類があります。また、両方の要素をバランス良く持つ優秀な食材として、ごぼう、オクラ、納豆などが挙げられます。健康な人にとって理想的な比率は、不溶性食物繊維：水溶性食物繊維＝2：1。ただし、便が硬いときは水溶性食物繊維を多めにとってください。

発酵食品も欠かせないもの。乳酸菌によるヨーグルト、チーズ、キムチ、ぬか漬け、ピクルス、麹菌による味噌、醤油、納豆菌による納豆など、発酵食品は私たちのまわりにあふれています。とくに、ぬか漬け、味噌、納豆などを食べると、善玉菌そのものが生きたまま腸に届くという素晴らしい効果が。いま、和食の良さが見直されていますが、腸コンディショニングという観点から見ても、和食は間違いなく最強です。

ワルモノ扱いされがちな糖質ですが、胃や小腸で消化されないオリゴ糖は善玉菌の大好物です。オリゴ糖はきな粉やごぼう、甜菜、はちみつなどに多く含まれます。精製された白砂糖の代わりに甜菜糖やはちみつを使うのもいいでしょう。料理に使うだけでなくヨーグルトにかけて食べるのもおすすめです。

腸が喜ぶ食事③

～レジスタントスターチ～

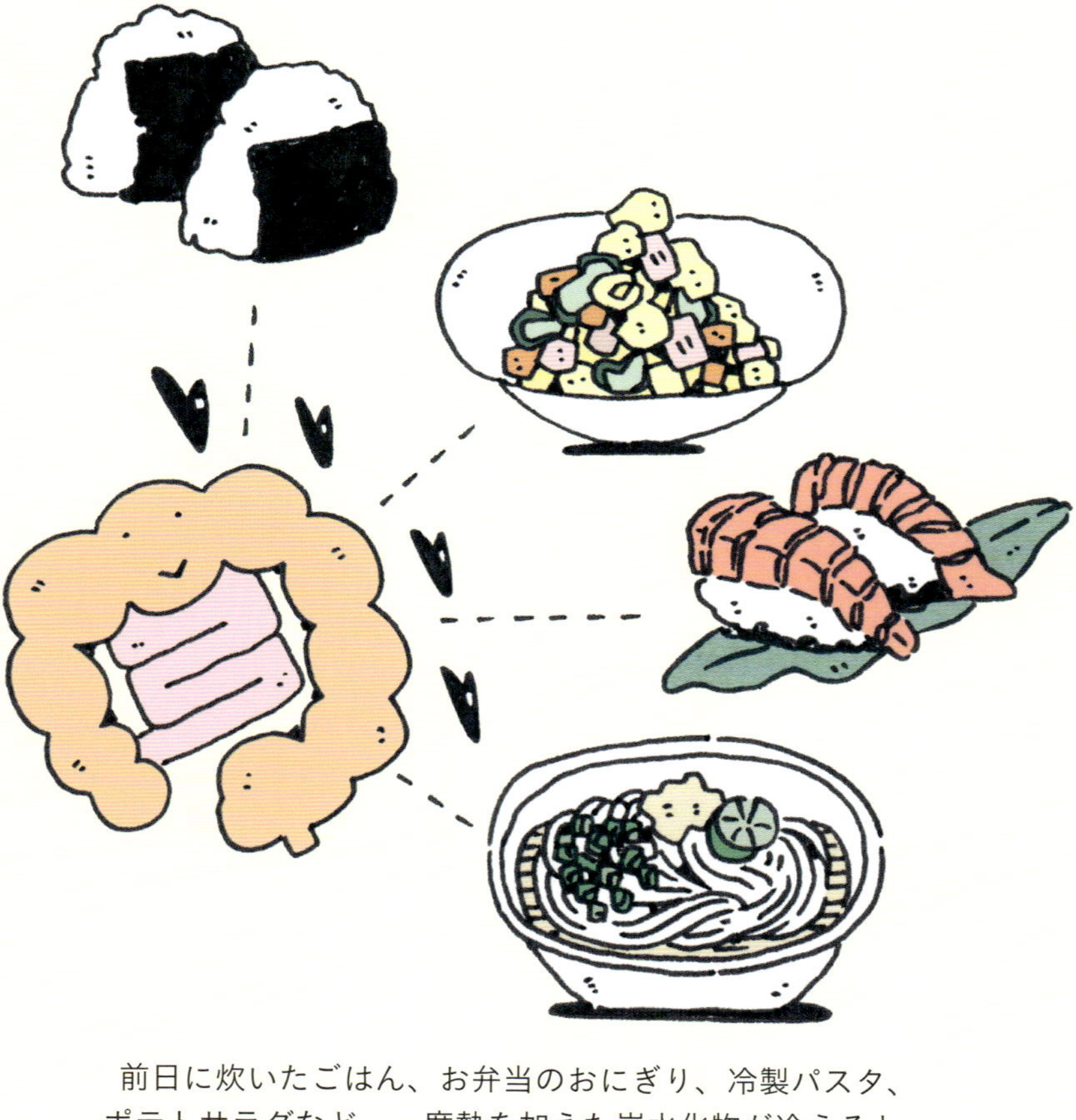

前日に炊いたごはん、お弁当のおにぎり、冷製パスタ、
ポテトサラダなど、一度熱を加えた炭水化物が冷えると、
デンプンの一部がレジスタントスターチに変わる。
このレジスタントスターチは、善玉菌の大好物。
熱々に温め直してしまうと効果がなくなってしまうので、
食べるときは常温で。

「レジスタントスターチ」という言葉、最近よく耳にしませんか？　日本語で「難消化性デンプン」、消化酵素では消化しきれないデンプンのことです。炊いたごはんを冷やすとデンプンの一部がレジスタントスターチに変化します。レジスタントスターチは食物繊維のように分解しにくい構造をしているため、小腸の消化酵素では消化しきれず、大腸に届いて善玉菌たちのエサになります。炊きたての白いごはんは消化が良く、大腸に届くまでにほとんどなくなってしまうのですが、冷やごはんになると腸内細菌たちにレジスタントスターチという名の〝おこぼれ〟がある、というわけです。

これは、ジャガイモやパスタ、うどんなども同様です。

けれども、レジスタントスターチに変化するのは、あくまでもデンプンの一部です。冷やごはんのすべてがレジスタントスターチになるわけではありません。「善玉菌のエサだから」と食べ過ぎるのは要注意です。また、一度冷やしたものを熱々に温めると、レジスタントスターチはなくなってしまいます。温めるならば、常温に戻す程度にしましょう。

話題沸騰中ではありますが、まだまだ研究の途上にあるレジスタントスターチ。エビデンスは今後いろいろと出てきそうなので、注目する価値はありそうです。食べすぎには注意ですが、お弁当のごはんやおにぎり、冷製パスタをとりいれるのは良さそうですね。

腸が喜ぶ食事④

肝機能を強化

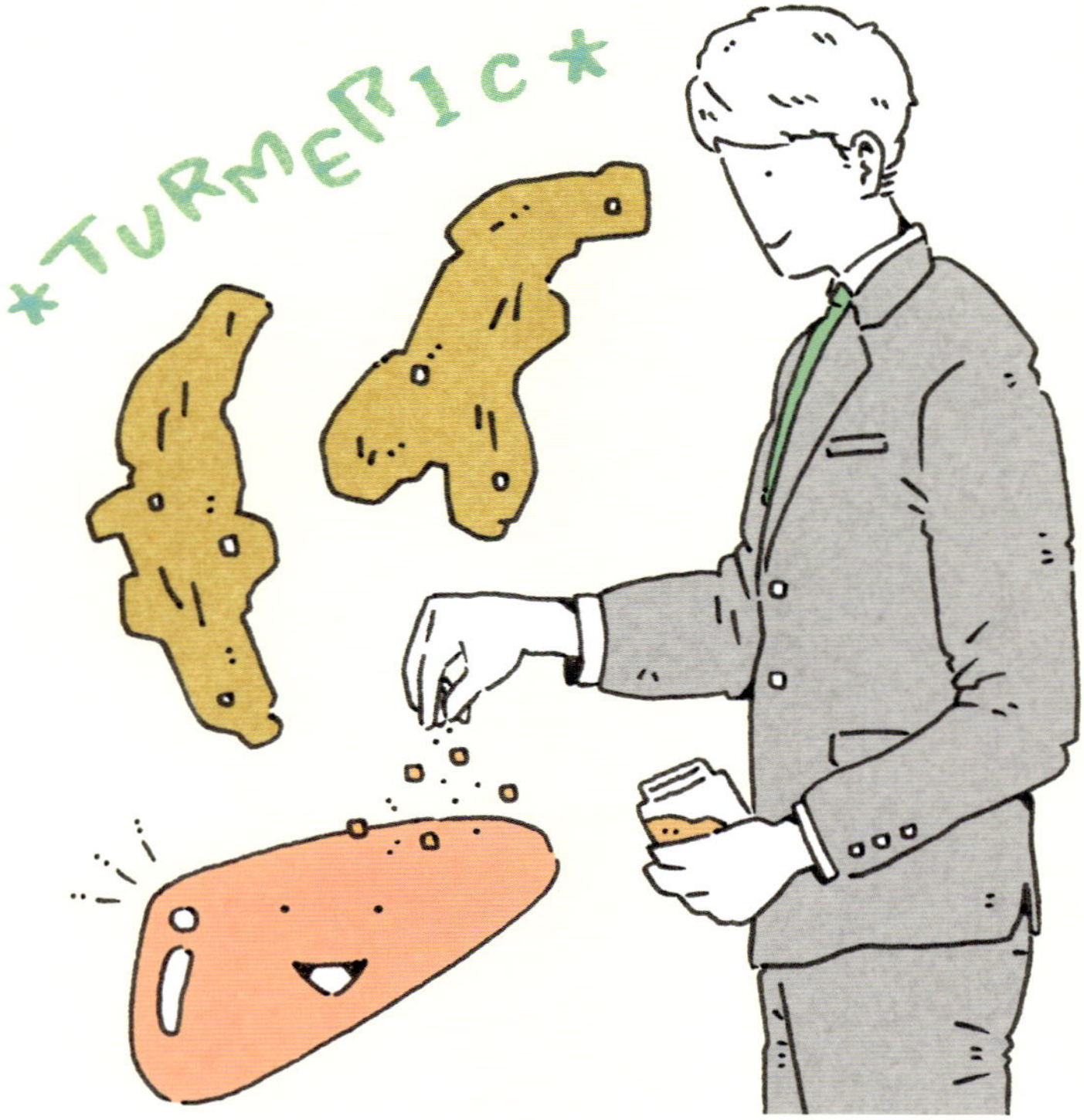

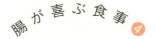

解毒を担う肝臓を守るのは、ビタミンACE。
ビタミンAは植物性ならニンジン、カボチャ、モロヘイヤなどの
緑黄色野菜、動物性ならウナギやレバー、ビタミンCは果物や芋類、
ビタミンEはナッツ類やアボガドに豊富。
カレー粉に含まれるターメリックも強い抗酸化作用があるので、
炒め物などにどんどん使って。

腸は外界からの病原菌と戦う免疫機能を持っていますが、残念ながら完全に菌を退治することはできません。腸が見逃した菌が流れ込むのが肝臓です。つまり〝最後の砦〟として、あらゆる菌の解毒を任されている臓器が肝臓なのです。ここを強化せずに、強い体を手に入れることはできません。

肝臓は仕事に際して大量の酵素を消費し、活性酸素を生成します。この活性酸素が、老化から癌に至るまで様々な不調の原因となるのです。活性酸素が腸に悪影響を及ぼすことを考えると、腸コンディショニングの観点からも肝臓のケアは必須です。

活性酸素に対抗できるのが、抗酸化作用の強いビタミンA、C、E、まとめて「ビタミンエース」です。ビタミンAは、植物性ならニンジン、モロヘイヤ、カボチャなどの緑黄色野菜に豊富です。油と合わせて摂取すると吸収率がアップします。動物性ならウナギやレバーにたっぷり含まれていますが、脂質も高いので、とりすぎに注意してください。ビタミンCは、柑橘類をはじめとしたフルーツやブロッコリー、パプリカ、芋類に豊富です。熱に弱いのが弱点ですが、芋類のビタミンCだけは、加熱しても壊れません。ビタミンEは、ゴマやナッツ類、アボガドなどからとりましょう。

ビタミンエース以外に、圧倒的な抗酸化作用を誇るのは、カレーに使われるターメリックです。イチロー選手のカレー好きは有名ですが、あの驚異の肉体を支えているのも、ターメリック効果かもしれませんね。

腸が喜ぶ食事⑤

タンパク質のとり方

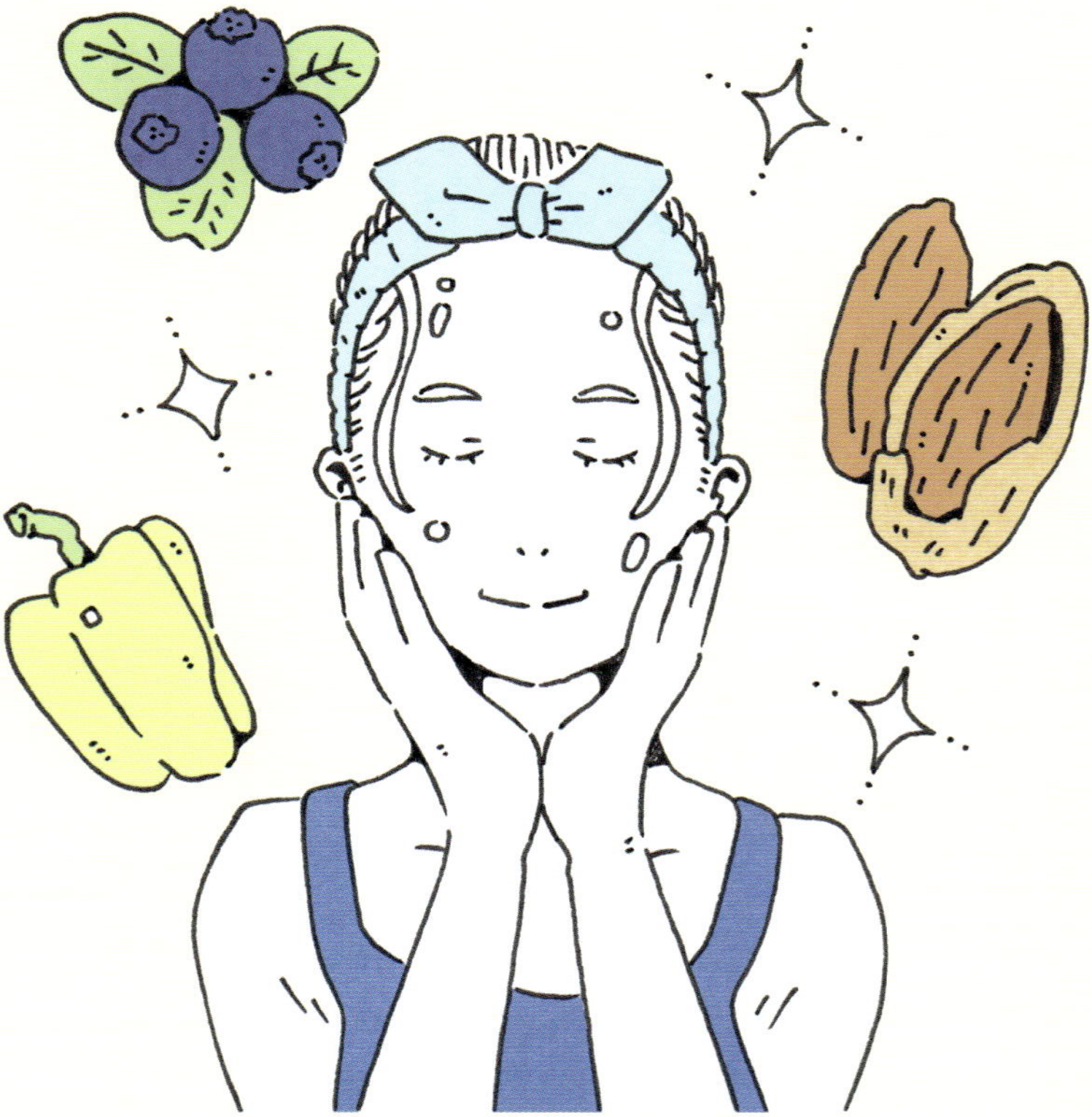

肉は消化に負担がかかる上、食べすぎると腸内環境を悪化させる一因に。必ず抗酸化作用のあるビタミンACEを含んだ野菜（ニンジン、モロヘイヤ、カボチャ、パプリカ、果物、ナッツ類など）とセットで食べよう。また、肉を食べるのは週3回程度で十分。それ以外の日は魚や大豆製品から、バランス良くタンパク質をとりたい。

良い腸内フローラとは、「善玉菌が優位な状態でバランスが保たれているフローラ」のことを指します。悪玉菌は、決して一網打尽にしなければならないワルモノではありませんが、増えすぎた悪玉菌は様々な悪さを始めます。

悪玉菌が増えすぎてしまう原因のひとつとして、悪玉菌の大好物である動物性タンパク質をとりすぎているということが挙げられます。とくに、外食の多いビジネスアスリートはついつい肉を食べ過ぎていませんか？　もちろん、良質なアミノ酸が豊富に含まれた肉は、欠かすことのできない食材ですが、食べすぎてしまったときのデメリットが大きいということも頭の片隅においておかなければなりません。

肉は食べすぎると、消化に負担がかかったり、悪玉菌が増えてしまったりするだけでなく、体内を酸化させたり、活性酸素をつくり出したりするという問題もあります。大切なのは肉を食べないことではなく、肉との上手な付き合い方を覚えること。回数は週3回程度までなら問題ありません。残りの日は、魚や大豆製品から、バランス良くタンパク質を摂取しましょう。昼食、夕食など2回続けて食べる場合は、8〜10時間あけることが大切です。

また、肉を食べるときには色とりどりの野菜を一緒に食べることも忘れずに。色とりどりの野菜には、抗酸化作用や活性酸素を取り除く効果のあるビタミンACEが豊富に含まれているので、肉を食べるときには、強力な味方になってくれます。

腸が喜ぶ外食&中食のポイント

毎食のメニュー選びが腸内環境をつくる

ビジネスアスリートの中には、食事のほとんどを外食や、買ってきて食べる中食で済ませる方も多いと思います。「手づくりの食事でなければ腸内フローラは喜ばないのか？」といえば、そんなことはありません。外食や中食でも、選び方のコツさえ知っていれば、善玉菌を育てる食事をすることは可能です。

理想的な外食・中食は、ごはんに味噌汁、メイン、野菜、発酵食品……とバランスの整った和定食です。逆におすすめできないのは、丼ものや、うどん、パスタなどの一品もの。炭水化物がメインで野菜などの食物繊維が少なく、栄養バランスが偏ってしまいます。このようなメニューを選ぶときには、サイドメニューやトッピングを利用して野菜や発酵食品などをプラスしましょう。また、可能であれば、白米より玄米や雑穀米、うどんより、そばなど、〝白いものより茶色いもの〟を選ぶこともポイントです。

おかずに肉を食べるときは、たっぷりの野菜を添えることがマストです。色とりどりの野菜にはタンパク質の代謝を助けるビタミンB群や、抗酸化ビタミンが入っているので、肉と野菜は常にセットだと思っておけば間違いありません。ただ、肉は消化に8時間かかるといわれています。その間、血液が胃腸に集中して脳に回りづらくなるため、午後の眠気を避けるためには、消化の良いメニューを選ぶほうがベターです。

カロリーで選ぶ時代は終わった？

昨今は、ダイエットのために糖質オフを心がける方が増えましたが、極端な糖質制限はおすすめできません。炭水化物には善玉菌の大好物がたっぷり含まれている上、ビジネスアスリートの生活強度から考えても、ある程度のエネルギーをきちんと摂取する必要があるからです。無理に糖質をカットするのではなく、「丼ものを選ぶときには、糖質の代謝を助けるビタミンB1が含まれているぬか漬けも注文する」など、糖質と上手に付き合う方法を選びましょう。

外食でお酒を飲むときは、おつまみ選びがポイント。アルコールによって発生する活性酸素を抑えられるよう、ピクルスやナッツ類など、抗酸化ビタミンが豊富なおつまみを選びましょう。アルコールの代謝を促進するビタミンB1と食物繊維を両方含む枝豆や、発酵食品であるチーズもおすすめです。

ここまで読んで「そんなに色々と足しては、カロリーオーバーで太るのでは？」と心配する方もいるかもしれません。たしかに、過剰なカロリー摂取は避けなければなりませんし、自分の推定エネルギー必要量を知っておくことも大切です。

けれども、良い腸内フローラを育てるにはカロリーを気にして〝引き算〟していくことではなく、善玉菌の大好物を〝足し算〟してメニューを組み立てることが大切です。ダイエットをしたい人は心配になるかもしれませんが、善玉菌がしっかり働くことで、64ページで説明した短鎖脂肪酸が生成され、むしろ痩せやすい体質になるのです。

カロリーばかりを気にすると、その食品に含まれる食品添加物を見逃しがちです。たとえば、〝ノンカロリー〟を謳った商品。これらには人工甘味料としてアステルパームやサッカリンナトリウムなどの添加物が入っています。また、バターとマーガリンはカロリーだけを見ればほとんど変わりませんが、マーガリンには人工のトランス脂肪酸が含まれています。これは活性酸素の生成、悪玉コレステロールの増加に加え、心臓病も引き起こす物質です。有害物質は腸内細菌のバランスを崩し、腸を汚してしまうということを覚えておきましょう。

カロリーで選ぶ時代は終わりました。研ぎ澄まされた心身を手に入れるためには、栄養面と安全面から良質な食材を選ぶことが大切です。限られた選択肢の中から選ぶ外食・中食でもベターな選択ができるよう、コツを押さえておけば安心です。

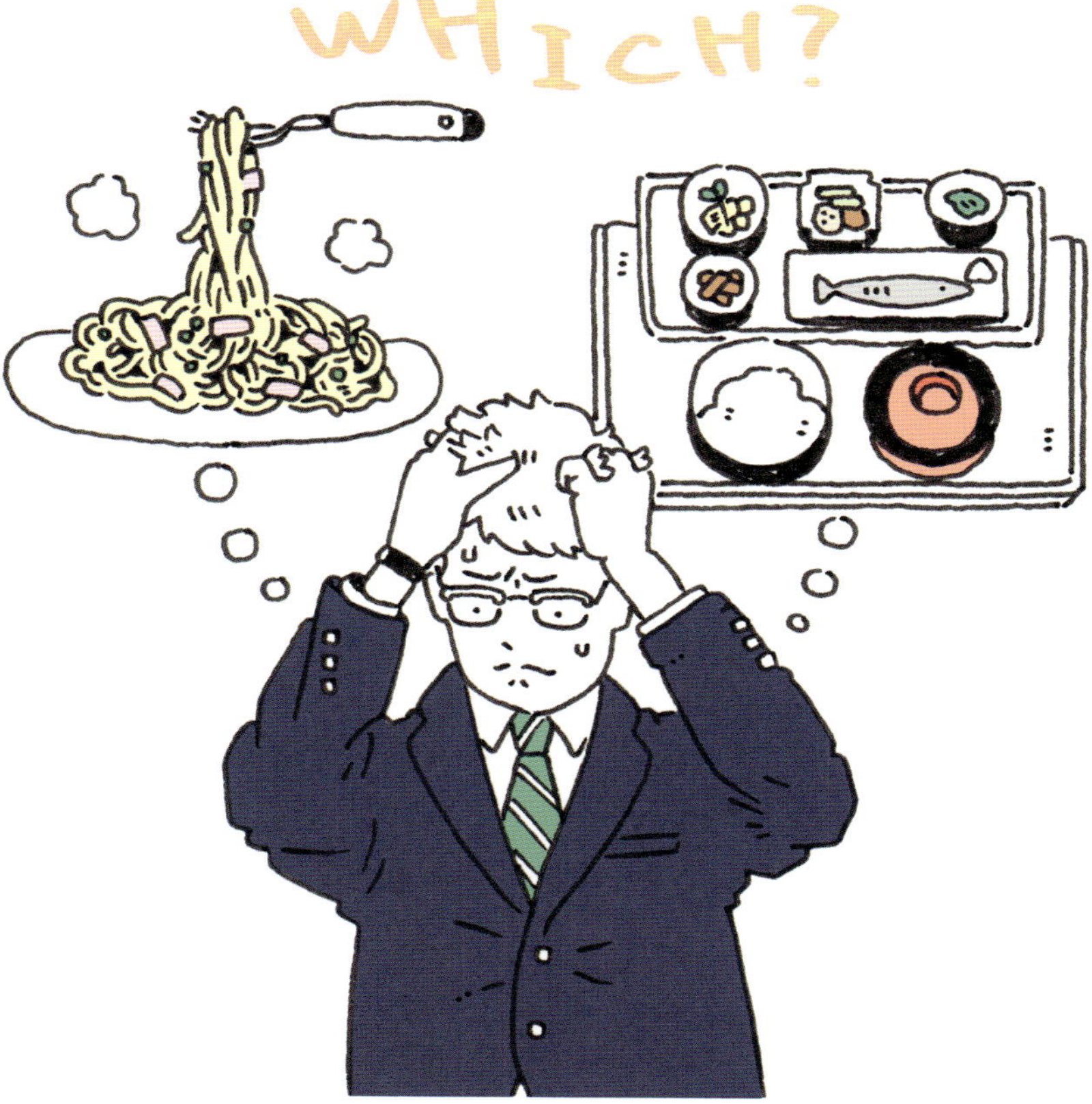

ランチを選ぶときは単品メニューではなく品数が多いものを。
選択基準を「カロリーが低い」ではなく「腸が喜ぶもの」に変えよう。

お酒とたばこのとりすぎには要注意

血流を悪化させ、活性酸素を発生

ビジネスアスリートにとって、酒席が重要なビジネスの場であるケースは多々あります。また、人によっては毎日の晩酌がストレス解消の機会だということもあるでしょう。適度なアルコールは血流を改善したり、消化酵素の分泌を促したりしてくれたりするので、決して〝飲酒＝悪〟ではありません。

しかし、アルコールの過剰摂取は腸内フローラの大敵。アルコール依存症患者の腸内フローラを調べた結果、善玉菌が減少し、悪玉菌が増加していることが明らかになったそうです。これらの依存症患者には、大腸癌の罹患率が高いことも判明しています。飲酒が体内に活性酸素を発生させることも指摘されているため、飲み過ぎは禁物です。

またアルコールのとりすぎは、脱水症状を起こします。この脱水症状が消化吸収、蠕動運動といった腸の働きを鈍らせる原因となるので、お酒を飲むときは同量の水を飲むのがポイント。これによって腸を守ることができ、二日酔いにもなりにくくなります。

お酒を飲む人は、休肝日を設けることも大切です。毎日の飲酒量を減らすだけでなく、胃腸や肝臓を休ませるために、お酒を飲まない休肝日を増やしていくよう心がけましょう。

化学物質をたっぷり含んだたばこ

もうひとつ、気になるのが喫煙です。そもそもたばこには約4000種類の化学物質が含まれていると言います。この化学物質が、腸内細菌にダメージを与えることは容易に想像できます。

また、喫煙は腸の血流を悪化させ、腸内細菌にダメージを与えます。飲酒と同様、喫煙することで発生した活性酸素が腸を老化させたり、腸の動きを悪化させたりして便秘を引き起こします。こうして腸内環境が乱れると悪玉菌が増加し、そこからまた活性酸素が生まれる……という悪循環に。喫煙は、習慣そのものを見直したいところです。

腸コンディショニングで体を変えたいのであれば、飲酒や喫煙は控えるほうが良いのは言うまでもありません。とはいえ、これらの習慣でストレスを解消している人が、禁酒禁煙で新たなストレスを抱え込めば、さらに腸内環境を悪化させることにもつながります。飲酒、喫煙の習慣がある人は、飲酒や喫煙の量を減らしながら、腸内環境の改善を目指し、他にストレス解消の手段を見つけていくことが得策だと言えるでしょう。

「空腹」が心身を研ぎ澄ます

腸を休ませてパフォーマンスをアップ

本章では、良い腸内フローラを育てるための食べ方を説明してきましたが、最後に「空腹でいること」のメリットについても説明しておきたいと思います。

食べたものを消化するには、膨大なエネルギーが必要です。また、血液が消化のために胃腸に集まり脳に回らなくなるため、食後は頭がぼんやりするということは、昔から言われてきました。午後の仕事に支障がでないように、昼食を食べないビジネスアスリートもいるようです。

空腹でいることのメリットには、成長ホルモンの分泌が挙げられます。成長ホルモンといえば心身のリカバリーに欠かせないもの。疲労軽減の他にも筋肉増加、美肌、集中力強化など、様々な効果があります。オフィスで間食する習慣のある人は、1日に何度か空腹状態をつくるように心がけてみてください。

トップアスリートにおいては筋肉を保つために食べることも仕事のうちですが、ビジネスアスリートの場合、お腹がすいていないにもかかわらず、時間だからと3食きっちり食事をする必要はないと思います。常に消化吸収のために胃腸を働かせている状態は、内臓の疲れや腸内環境の悪化につながります。さらに、暴飲暴食による脂肪の溜め込みは肥満の原因となります。また、成長ホルモンが睡眠中に多く分泌されることはよく知られていますが、満腹状態で眠るとその分泌が抑制されてしまいます。夕食は腹8分目、就寝2時間前には食べ終わるのが理想的。とはいえ、付き合いでランチや会食をとることもあるでしょう。仕事上の付き合いをしてもなお、前後の食事や運動でコントロールすることが大切です。

最近はデトックスの観点からも「空腹」が注目を集めるようになり、ファスティング（断食）が話題になっています。たしかに高い効果は望めますが、繰り返すことで効果が減少したり、その後の回復食でリバウンドするなど体調を崩したりすることも。1日のうちに空腹の時間をつくることは推奨できますが、素人判断で長期間の断食をすることはおすすめできません。

その点も考慮し、安定したパフォーマンスが求められるビジネスアスリートが行いやすい、3日間の集中腸コン・プログラムを考案しました。腸が整うことで心身の機能が研ぎ澄まされ、パフォーマンスアップにつながる実感を味わってください。

するトップアスリート「デポ戦士」インタビュー

INTERVIEW

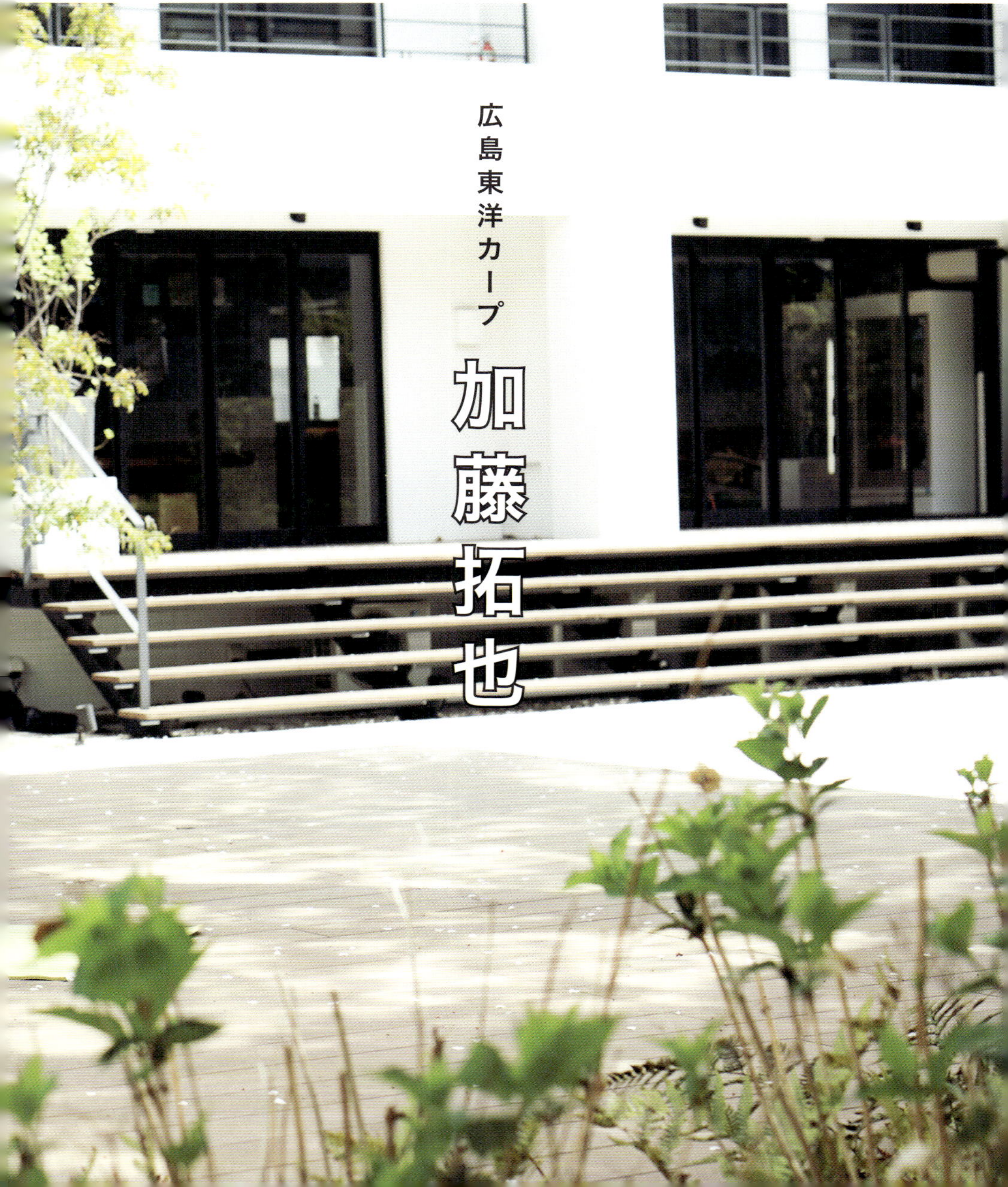

広島東洋カープ

加藤拓也

01

デポルターレクラブを利用

デポ戦士

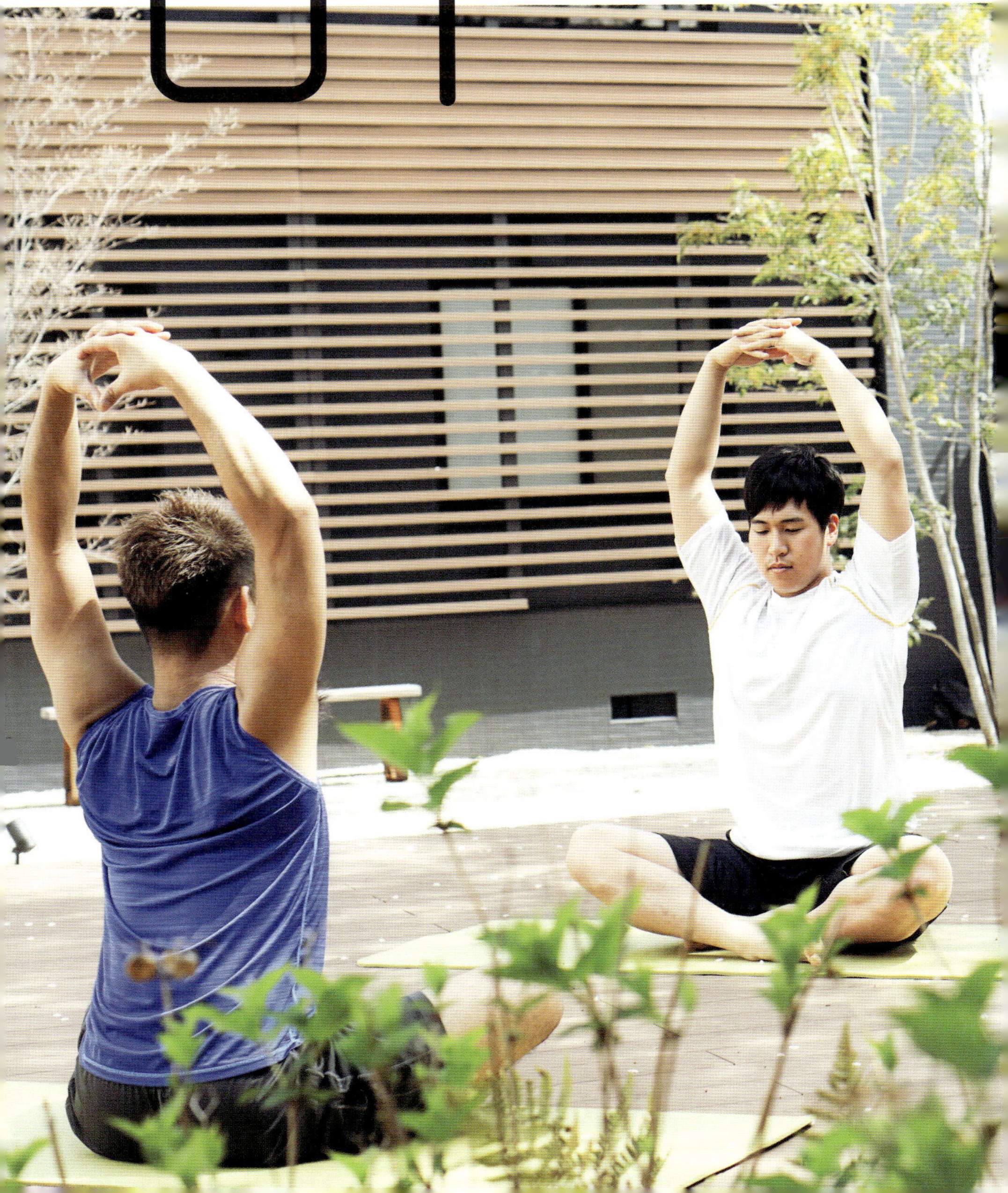

ドラフト一位の腸内環境やいかに？

広島東洋カープ2016年ドラフト一位として入団した加藤投手の腸コン事情を伺いました。

竹下　加藤投手は大学生の頃からデポルターレクラブでトレーニングをしています。周りからはパワー系ピッチャーで態度の大きな新人と思われているでしょうが（笑）、僕はすごくストイックで繊細な印象。たしかにウエイトを持たせればトップクラスではありますが、トレーニングに対しても探求熱心でIQの高さが伺えます。うちに来る前からトレーニングのレベルは高かったですよね。

加藤　大学時代は、ウエイトで体を強くすればうまくなるだろうという思いがありました。そのために、自分自身ができることはしておこうという気持ちでウエイトに力を入れていました。母は昔水泳選手だったんですが、優勝してもベストタイムが出なかったら納得がいかなかったらしく、自分自身との戦いだとよく言っていました。投手の僕に対しても、「なんで打てないの？　練習してないからでしょう」と言っていましたから（笑）。自分自身ができることを高めていくという考えは、母の影響もあるかもしれません。

竹下　なるほど。トレーニングにヨガも取り入れていますが、変化はありますか？

加藤　ウエイトは筋量をアップさせることが目的ですが、ヨガを始めたことで、その筋肉を〝うまく扱う〟という感覚が身につきました。筋肉を動かす、ほぐすという意識を持つことができるようになったのはヨガのおかげですね。また、呼吸を意識しだしたのもヨガをはじめてから。マウンドで投げるときもアップアップしてきたと思ったときは深呼吸をするなど、呼吸を整えています。

竹下：腸のデータを見ると、とても多様性が高いです。腸の不調を感じることはある？

加藤　胃が少しムカムカすると感じることはありますが、くだしたり、反対に便秘になることはほとんどないですね。

竹下　トップアスリートでも、試合前に緊張から吐き気を催す人をたくさん見てきたので、そこに加藤投手の強さを感じますね。食事には気をつかっているのでしょうか？

加藤　小さい頃も寮生活の今も、出されるものを残さず食べるだけですがバランスは良いと思います。物心ついたときから納豆をたくさん食べていたと聞いたことはありますね。

竹下　それは、良い腸内環境をつくっている要因のひとつでしょうね。データを見ると、「乳酸産生菌」が少し低め。これはヨーグルトやキムチをとることで補えるので、意識してとるといいかもしれません。

加藤　はい。自分ではわからないので、検査できるのはいいですね。トレーニングも自分自身でやるのは限界があるし、メンタルや野球へのコンディションを含めて総合的にみてもらえるのは、ありがたいです。

竹下　僕らはピッチングを教えることはできないけど、トレーニングのプロです。トレーニングはなにもウエイトをすることだけではないので、コンディションを整えることや総合的な提案をしているけど、加藤投手はその辺の飲み込みも早い。メンタルも安定してい

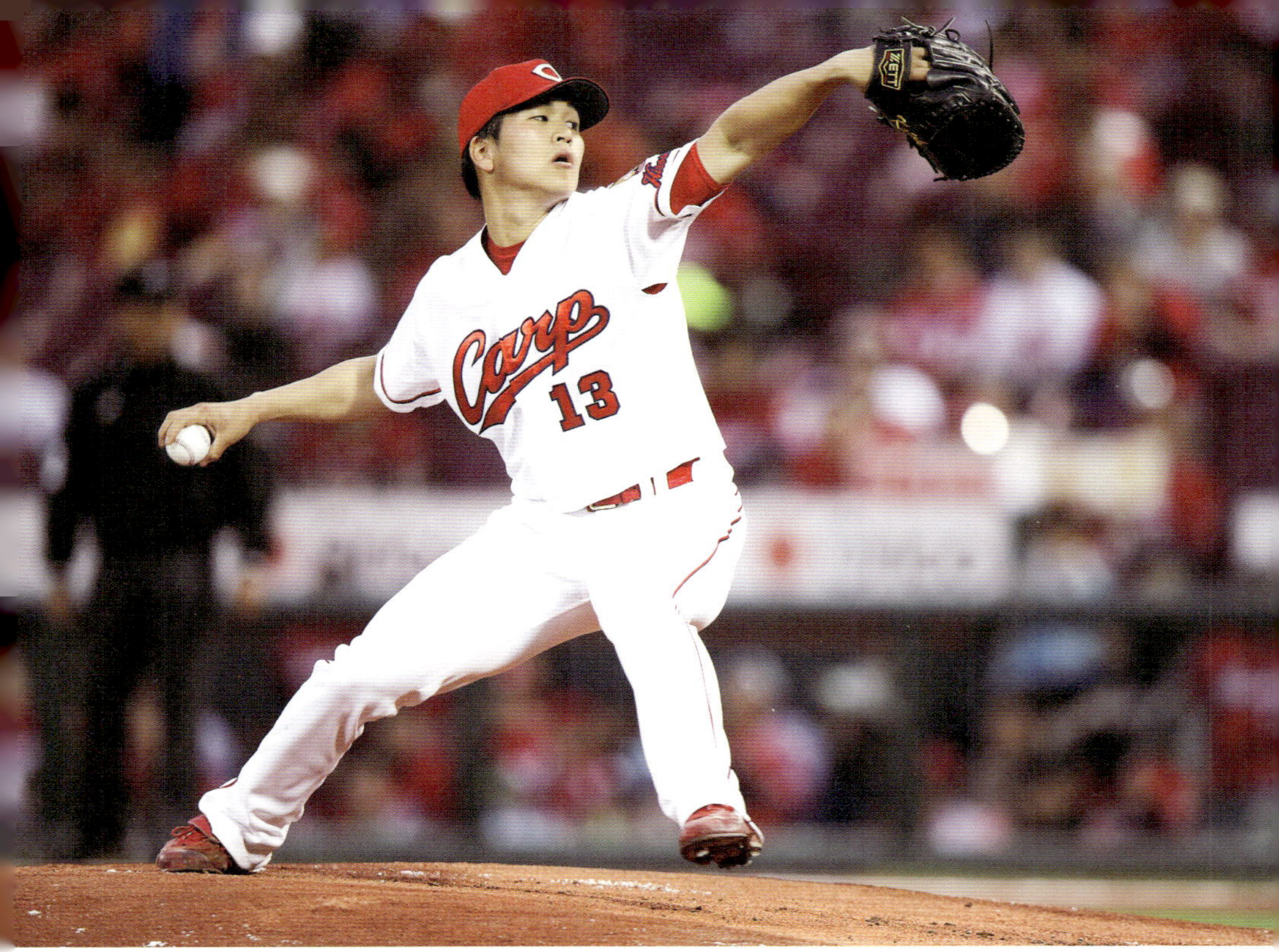

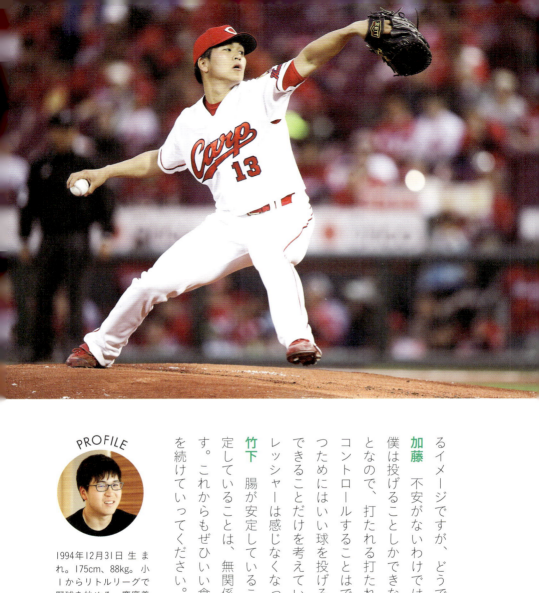

るイメージですが、どうでしょう？

加藤　不安がないわけではありません。でも僕は投げることしかできない。相手がいることなので、打たれる打たれないという結果をコントロールすることはできませんから、勝つためにはいい球を投げるしかない。自分ができることだけを考えていくと、最終的にプレッシャーは感じなくなってきますね。

竹下　腸が安定していることとメンタルが安定していることは、無関係ではないと思います。これからもぜひいい食事とトレーニングを続けていってください。

PROFILE

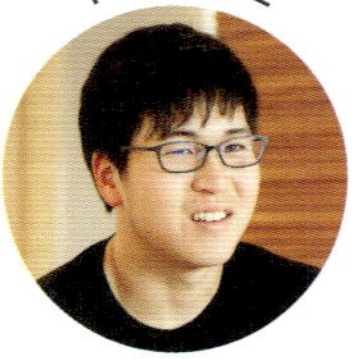

1994年12月31日生まれ。175cm、88kg。小1からリトルリーグで野球を始める。慶應義塾高校、慶應義塾大学を卒業後、2016年ドラフト1位選手として広島東洋カープに入団。投手。右投右打。大学生のころからデポルターレクラブでトレーニングを行う。

腸内細菌データ

**加藤投手の腸内細菌データから抜粋。
多様性と酪酸生産菌の割合の高さが特徴です。**

腸内細菌タイプ

P型

P型と分類された人は……

炭水化物、糖質、食物繊維を摂取する食習慣との関連が報告されている。トリメチルアミン-N-オキシド(TMAO)値が上昇し、コレステロール値が高くなりやすいタイプと考えられる。

腸内細菌の多様性

6.28
(平均値：5.62)

多様性が高め

腸内細菌の生態系が崩れると、元来腸内細菌叢の持つ機能が十分に発揮されず、宿主の様々な疾患の引き金に。この生態系を維持することに一役買っているのが「多様性」で、健常な成人では4-7くらいと言われている。

腸内の酪酸産生菌割合

23.90%
(13.38% 平均)

酪酸産生菌とは

腸管内細胞のエネルギー源となることが知られ、特定疾患のリスクを低減する可能性などの新たな発見が多数報告。近年、この酪酸産生菌の中に、長寿に関わる菌がいるとして新たに注目。

腸内細菌の組成

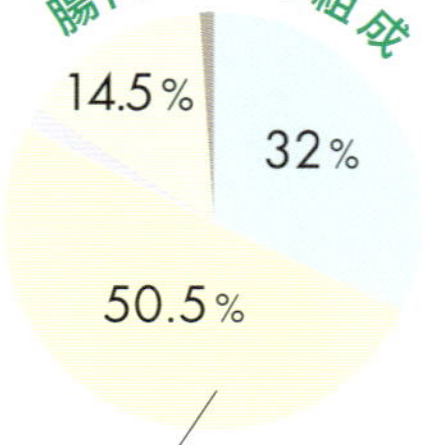

日本人の平均的な菌組織に比べてファーミキューテス門の割合が大きいといえる。

バクテロイデーテス門

人間の腸内に非常に多く存在する腸内細菌の代表格。腸内免疫に重要な影響を与えていると考えられている。

ファーミキューテス門

善玉菌として知られる「乳酸菌」と呼ばれる菌グループや、悪玉菌の代表格であるウェルシュ菌など、多様な筋腫が含まれる門。

アクチノバクテリア門

善玉菌として有名な「ビフィズス菌」はここに含まれる。

プロテオバクテリア門

「大腸菌」やピロリ菌、カンピロバクターなどが含まれる。

**フソバクテリア門、シネルギステス門、
レンティスファエラ門、その他**

保有している人は非常に少ない。

するトップアスリート「デポ戦士」インタビュー

INTERVIEW

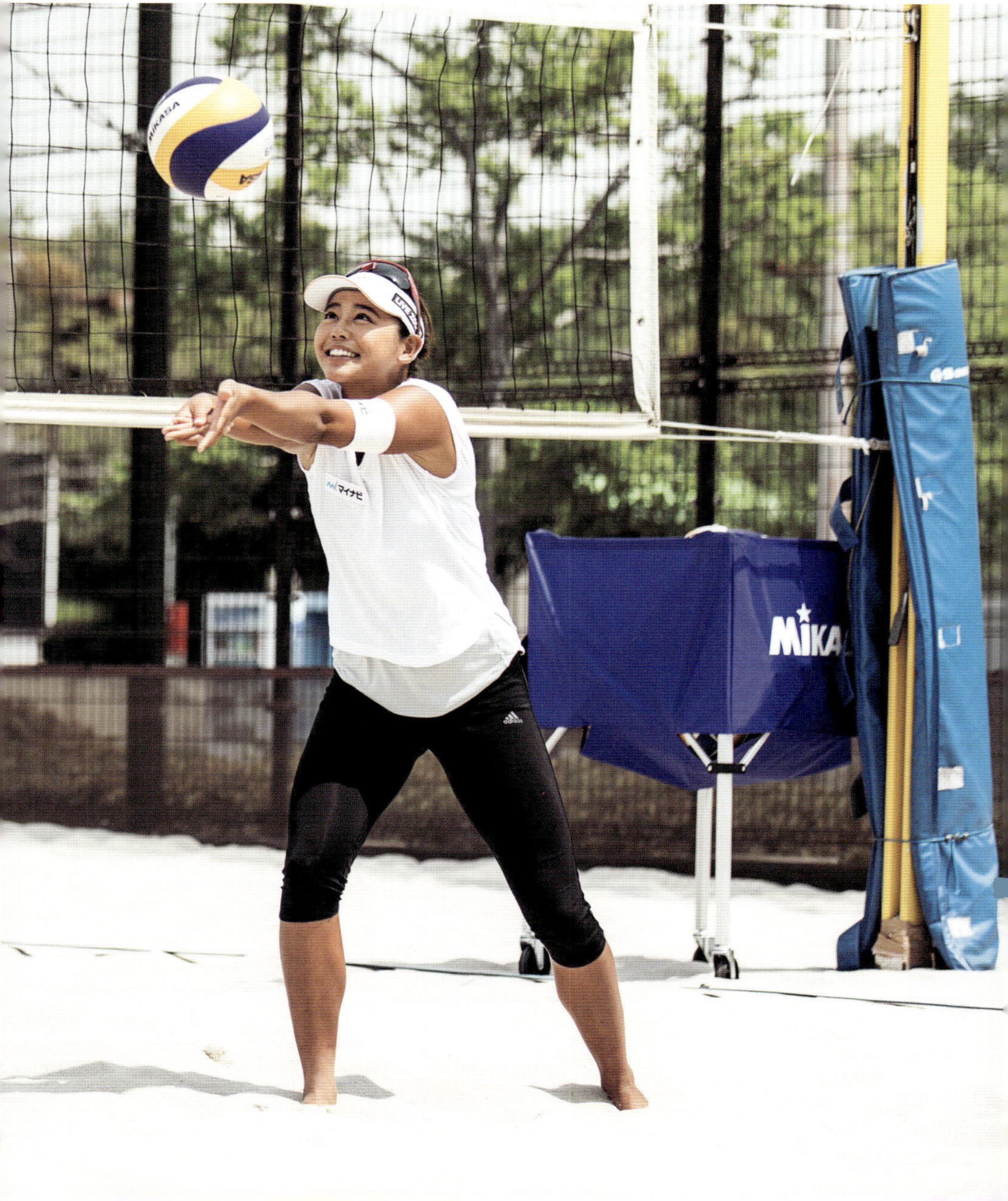

02

デポルターレクラブを利用

デポ戦士

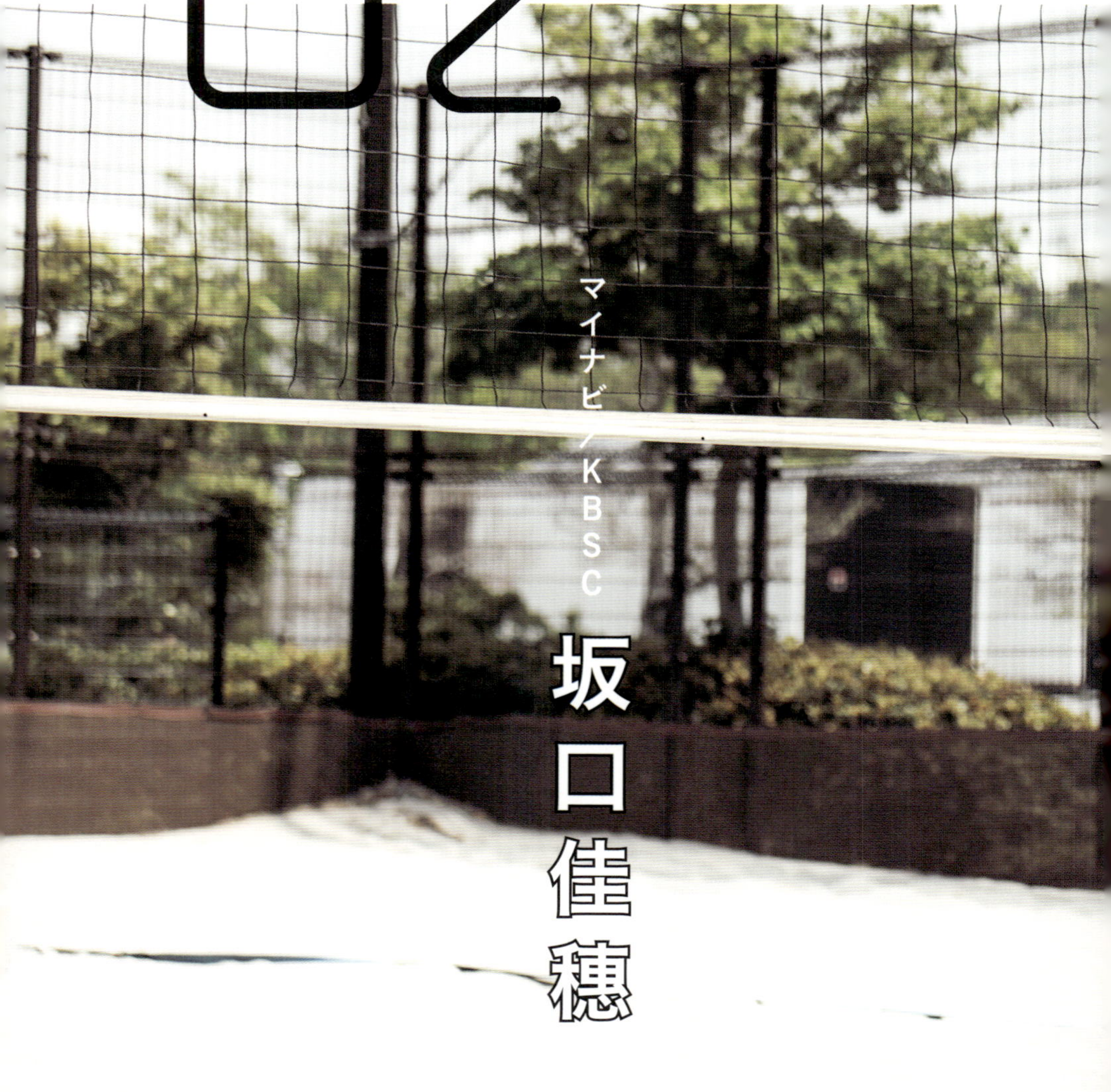

マイナビ／KBSC

坂口佳穂

腸内細菌の多様性が光る ビーチバレー界の新星

普段から腸コンを意識した食生活を送っている坂口選手。そのベースをいかし、いかに体をコントロールするかが今後のカギ！

竹下　腸内細菌叢検査の結果、拝見しましたよ。多様性がすごく高いですね。一朝一夕に出る数字ではないと思いますが、子どもの頃の食事はどんな感じだったんですか？

坂口　父はバレーボールの監督、母は飲食店をやっていたこともあって料理上手という家庭だったので、毎日バランスの良いごはんが出てきました。私は、とにかくたくさん食べる子どもでしたね。小中学校時代はバレーボールをやっていたので、いつもおなかをすかせて帰るんです。夜なんて、毎晩ごはん3杯食べていましたから（笑）！

竹下　その食生活が今の腸内環境をつくったんですね。おやつにポテトチップスなんて出てこなかったでしょう。

坂口　父が『いりこを食べろ』と、おやつはいりこでした。

竹下　いまは自炊ですよね。どんなことを意識していますか？

坂口　腸のコンディションを意識しながら、3食バランス良く食べています。納豆、めかぶ、キムチ、ゴボウは意識的に食べていますね。とくに納豆は毎日食べます。食生活が乱れると、体が重かったり、肌が荒れたり、便秘したり、すべてが乱れるよ

うな気がするので気をつけています。

竹下　「強いスパイクを打てる体を作りたい」とデポルターレにご相談いただき、この1〜2年で体重を5kg増やしました。

坂口　はい、集中的にフィジカルトレーニングをしました。食事は、タンパク源が肉に偏っているから、もっと魚からもとるように、とアドバイスしていただきました。

竹下　体を変えてみて、どうですか？

坂口　自分のスパイクが通用すると実感し、勝ちに対する貪欲さが出てきました。勝つためにはどうしたらいいのか、食事も含めて私生活から考えるようになりました。

竹下　2017シーズンツアーの初戦は3日後ですよね。調子は？

坂口　実は、ロス合宿からの帰国後、調子が悪くて……。ロスでは打てていたスパイクも、帰国したら打てなくなっているんです。

竹下　ジェットラグがあるのでは？　長時間飛行機に乗ると背中まわりが張って、血流が悪くなるんです。腸が動かなくなるからセロトニンが出なくなり、メンタルも不安定になります。睡眠も浅くなってるでしょう？

坂口　そうなんですよ。睡眠が浅くて、疲れが全然とれません。背中もすごく痛いんです。よくわかりますね（笑）。

竹下　鍼灸で体を緩めて、副交感神経を優位にしたほうがいいですよ。ぐっすり眠れれば、腸も動き始めますから。不調の原因に素早く気づいて、対処をすることが大切です。

坂口　なるほど、不調の原因がジェットラグにあるとは気づきませんでした。

竹下　経験を積めば分かってきます。今回ジェットラグが原因だったら、次回からは飛

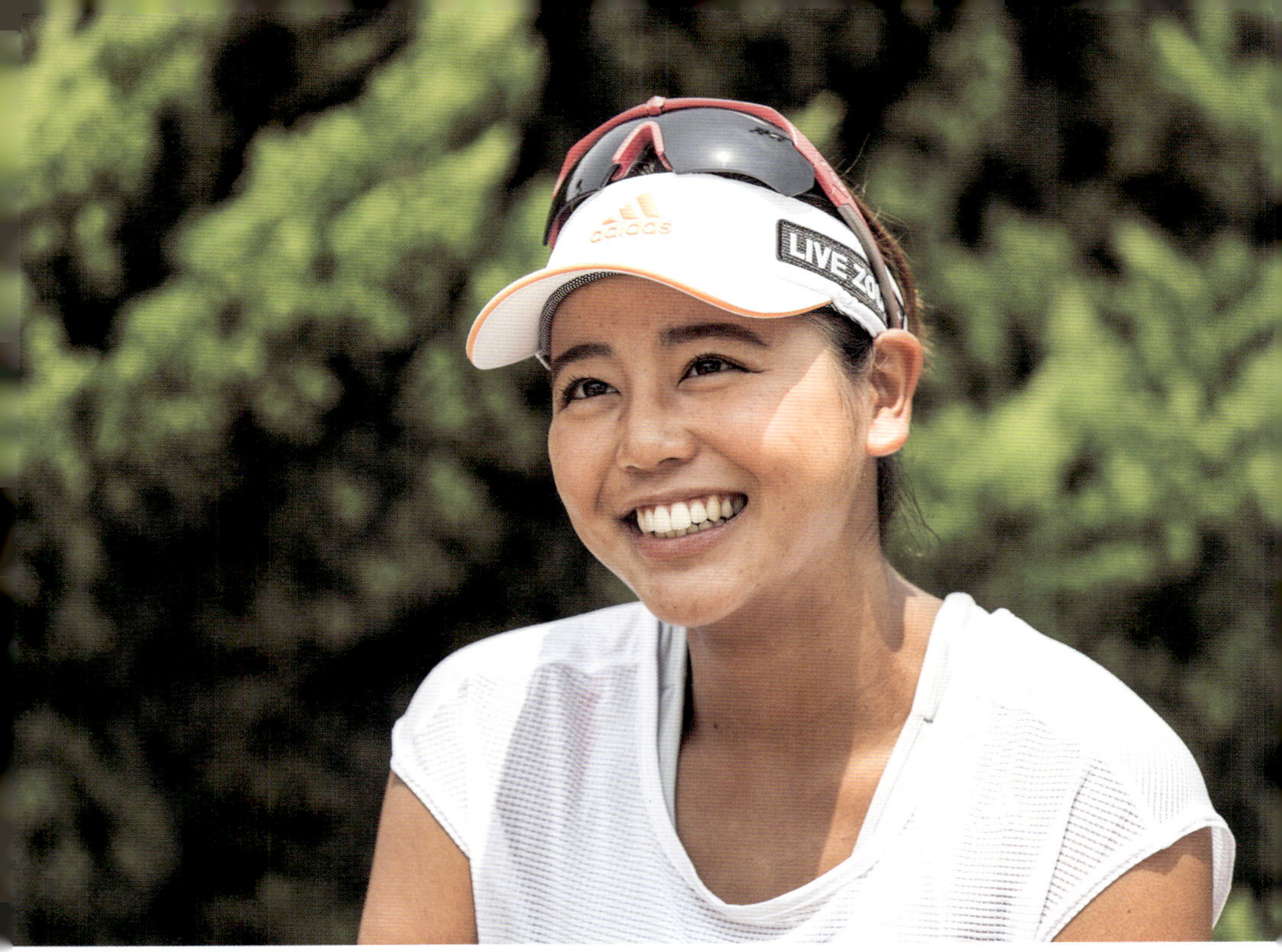

行機から降りたその足でケアを受けに行くなどあらかじめ考えておくといいと思います。ビジネスマンの方も、出張帰りに直接いらっしゃる方は多いですよ。

坂口 不調になる前に、それを防ぐ方法を自分で見つけておくんですね。

竹下 ところで、好きな食べ物は？

坂口 鰻です！

竹下 いいですね。リカバリーにも効きます。ぜひ優勝して、食べに行きましょう。

PROFILE

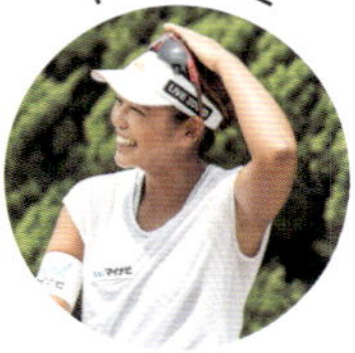

1996年3月25日生まれ。173cm。マイナビ／KBSC所属。小中学生時代の9年間バレーボールに打ち込む。2014年、川崎ビーチスポーツクラブビーチバレーアカデミーに入校。2016年５月ジャパンビーチバレーボールツアー2016第1戦マイナビシリーズ5位入賞。

腸内細菌データ

**坂口選手のバランスの良い食生活が伺える。
多様性の高さが特徴的。**

腸内細菌タイプ

B型

B型と分類された人は……

動物性タンパク質や脂質を摂取する食習慣との関連が報告されている。脂肪を燃焼する作用が強く、肥満を予防する働きが強いタイプと考えられる。

腸内細菌の多様性

6.47
(平均値:5.62)

多様性が高め

腸内細菌の生態系が崩れると、元来腸内細菌叢の持つ機能が十分に発揮されず、宿主の様々な疾患の引き金に。この生態系を維持することに一役買っているのが「多様性」で、健常な成人では4-7くらいと言われている。

腸内の酪酸産生菌割合

18.07%
(13.38% 平均)

酪酸産生菌とは

腸管内細胞のエネルギー源となることが知られ、特定疾患のリスクを低減する可能性などの新たな発見が多数報告。近年、この酪酸産生菌の中に、長寿に関わる菌がいるとして新たに注目。

腸内細菌の組成

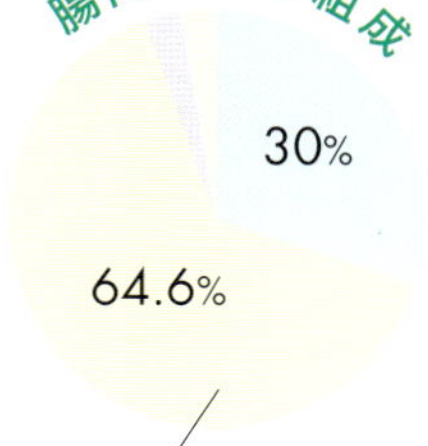

日本人の平均的な菌組織に比べてファーミキューテス門の割合が大きいといえる。

バクテロイデーテス門
人間の腸内に非常に多く存在する腸内細菌の代表格。腸内免疫に重要な影響を与えていると考えられている。

ファーミキューテス門
善玉菌として知られる「乳酸菌」と呼ばれる菌グループや、悪玉菌の代表格であるウェルシュ菌など、多様な筋腫が含まれる門。

アクチノバクテリア門
善玉菌として有名な「ビフィズス菌」はここに含まれる。

プロテオバクテリア門
「大腸菌」やピロリ菌、カンピロバクターなどが含まれる。

フソバクテリア門, シネルギステス門、レンティスファエラ門、その他
保有している人は非常に少ない。

細　　菌　　デ　　ー　　タ

case1　job_プロ野球選手（投手）　birth_1989年生まれ

腸内細菌タイプ

P型

P型と分類された人は……

炭水化物、糖質、食物繊維を摂取する食習慣との関連が報告されている。トリメチルアミン-N-オキシド（TMAO）値が上昇し、コレステロール値が高くなりやすいタイプと考えられる。

腸内細菌の多様性

6.36

（平均値：5.62）

多様性が高め

腸内細菌の生態系が崩れると、元来腸内細菌叢の持つ機能が十分に発揮されず、宿主の様々な疾患の引き金になる。この生態系を維持することに一役買っているのが「多様性」で、健常な成人では4-7くらいと言われている。

腸内のエクオール産生菌割合

0.32％

（0.06％ 平均）

エクオール産生菌とは

シワやメタボリックシンドロームの改善、更年期障害の軽減、骨粗鬆症やガンの予防、要介護・死亡リスクの低減といった効果が報告。エクオール産生菌の保菌率は日本では50-60％と言われているが、若年層では20-30％程度まで低下。

腸内細菌の組成

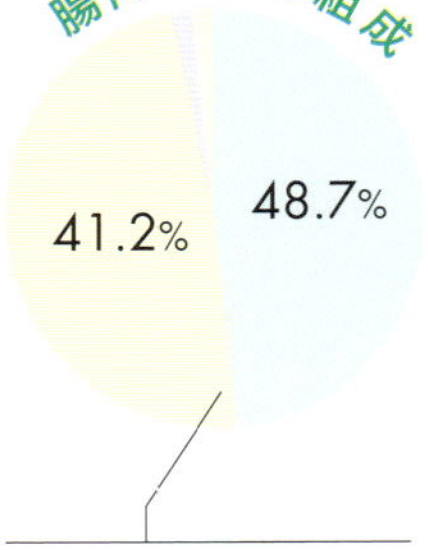

日本人の平均的な菌組織と言える。

バクテロイデーテス門

人間の腸内に非常に多く存在する腸内細菌の代表格。腸内免疫に重要な影響を与えていると考えられている。

ファーミキューテス門

善玉菌として知られる「乳酸菌」と呼ばれる菌グループや、悪玉菌の代表格であるウェルシュ菌など、多様な筋腫が含まれる門。

アクチノバクテリア門

善玉菌として有名な「ビフィズス菌」はここに含まれる。

プロテオバクテリア門

「大腸菌」やピロリ菌、カンピロバクターなどが含まれる。

フソバクテリア門、シネルギステス門、レンティスファエラ門、その他

保有している人は非常に少ない。

デポ戦士腸内

case2　job_プロ野球選手（投手）　birth_1988年生まれ

腸内細菌タイプ

B型

B型と分類された人は……

動物性タンパク質や脂質を摂取する食習慣との関連が報告されている。脂肪を燃焼する作用が強く、肥満を予防する働きが強いタイプと考えられる。

腸内細菌の多様性

6.29
（平均値：5.62）

多様性が高め

腸内細菌の生態系が崩れると、元来腸内細菌叢の持つ機能が十分に発揮されず、宿主の様々な疾患の引き金になる。この生態系を維持することに一役買っているのが「多様性」で、健常な成人では4-7くらいと言われている。

腸内の乳酸性生菌割合

12.43%
（5.21% 平均）

乳酸性生菌とは

腸内で乳酸などの有機酸を出し、腸管の運動や食物の消化・吸収が促進され、有害菌の増殖を抑制することが分かっている。ヒトの免疫機能を調節する作用などが一部の菌で明らかとなり、乳酸菌の機能についてはますます期待が集まる。

腸内細菌の組成

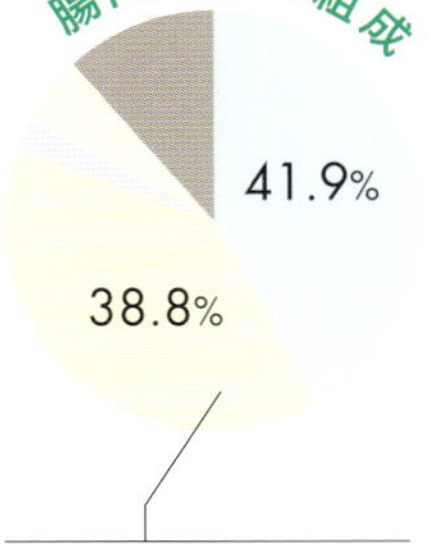

保有している人が少ないと言われるレア菌（フソバクテリア門など）の割合が非常に高い。

バクテロイデーテス門

人間の腸内に非常に多く存在する腸内細菌の代表格。腸内免疫に重要な影響を与えていると考えられている。

ファーミキューテス門

善玉菌として知られる「乳酸菌」と呼ばれる菌グループや、悪玉菌の代表格であるウェルシュ菌など、多様な筋腫が含まれる門。

アクチノバクテリア門

善玉菌として有名な「ビフィズス菌」はここに含まれる。

プロテオバクテリア門

「大腸菌」やピロリ菌、カンピロバクターなどが含まれる。

フソバクテリア門、シネルギステス門、レンティスファエラ門、その他

保有している人は非常に少ない。

細　菌　デ　ー　タ

case3　job_プロ野球選手（投手）　birth_1991年生まれ

腸内細菌タイプ

B型

B型と分類された人は……

動物性タンパク質や脂質を摂取する食習慣との関連が報告されている。脂肪を燃焼する作用が強く、肥満を予防する働きが強いタイプと考えられる。

腸内細菌の多様性

5.81
（平均値：5.62）

多様性がやや高め

腸内細菌の生態系が崩れると、元来腸内細菌叢の持つ機能が十分に発揮されず、宿主の様々な疾患の引き金になる。この生態系を維持することに一役買っているのが「多様性」で、健常な成人では4-7くらいと言われている。

腸内のビフィズス菌割合

15.92%
（5.21% 平均）

乳酸性生菌とは

腸内の環境を整えるほか、ビタミンの生成能や免疫力の向上、動脈硬化の予防やコレステロール値の低下に貢献、花粉症といったアレルギー症状の改善や発がん予防にも効果があると言われている。

腸内細菌の組成

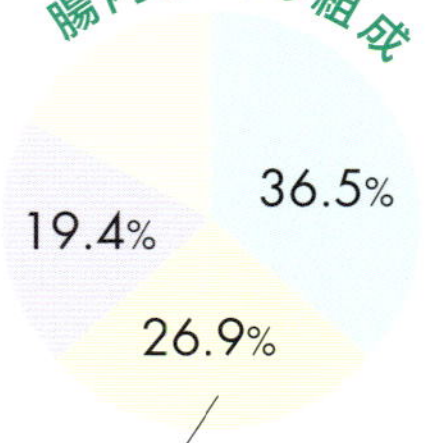

善玉菌として有名なビフィズス菌が含まれるアクチノバクテリア門の割合が非常に高い。

バクテロイデーテス門

人間の腸内に非常に多く存在する腸内細菌の代表格。腸内免疫に重要な影響を与えていると考えられている。

ファーミキューテス門

善玉菌として知られる「乳酸菌」と呼ばれる菌グループや、悪玉菌の代表格であるウェルシュ菌など、多様な筋腫が含まれる門。

アクチノバクテリア門

善玉菌として有名な「ビフィズス菌」はここに含まれる。

プロテオバクテリア門

「大腸菌」やピロリ菌、カンピロバクターなどが含まれる。

フソバクテリア門、シネルギステス門、レンティスファエラ門、その他

保有している人は非常に少ない。

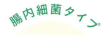

デポ戦士腸内

case4 job_スーパー高校生野球選手(内野手) birth_1999年生まれ

腸内細菌タイプ

B型

B型と分類された人は……

動物性タンパク質や脂質を摂取する食習慣との関連が報告されている。脂肪を燃焼する作用が強く、肥満を予防する働きが強いタイプと考えられる。

腸内細菌の多様性

5.79
(平均値:5.62)

多様性がやや高め

腸内細菌の生態系が崩れると、元来腸内細菌叢の持つ機能が十分に発揮されず、宿主の様々な疾患の引き金になる。この生態系を維持することに一役買っているのが「多様性」で、健常な成人では4-7くらいと言われている。

腸内の乳酸性生菌割合

7.02%
(5.21% 平均)

乳酸性生菌とは

腸内で乳酸などの有機酸を出し、腸管の運動や食物の消化・吸収が促進され、有害菌の増殖を抑制することが分かっている。ヒトの免疫機能を調節する作用などが一部の菌で明らかとなり、乳酸菌の機能についてはますます期待が集まる。

腸内細菌の組成

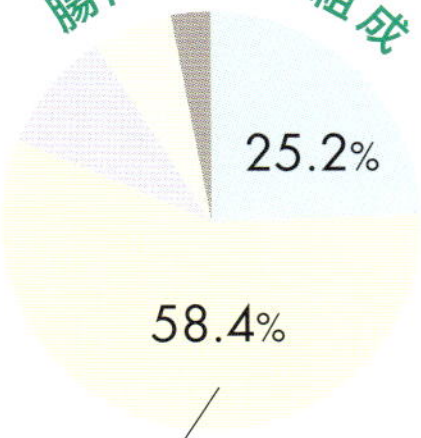

日本人の平均的な菌組織よりも、ファーミキューテス門と、アクチノバクテリア門の割合が非常に高い。

バクテロイデーテス門

人間の腸内に非常に多く存在する腸内細菌の代表格。腸内免疫に重要な影響を与えていると考えられている。

ファーミキューテス門

善玉菌として知られる「乳酸菌」と呼ばれる菌グループや、悪玉菌の代表格であるウェルシュ菌など、多様な筋腫が含まれる門。

アクチノバクテリア門

善玉菌として有名な「ビフィズス菌」はここに含まれる。

プロテオバクテリア門

「大腸菌」やピロリ菌、カンピロバクターなどが含まれる。

●フソバクテリア門、シネルギステス門、レンティスファエラ門、その他

保有している人は非常に少ない。

おわりに

気がつけば人生の半分もの時間をパーソナルトレーナーとして生きてきました。
ラッキーなことに、私は若いキャリアスタートから、
誰もが知っている国民的大スター選手のトレーニングにも携わらせてもらえました。
そして今も、野球、サッカー、バスケットなど日本代表選手から、
連日メディアを賑わすあの高校生スラッガーまで、
多くのトップアスリートと接しています。
その中でずっと疑問に思っていたことがあります。
なぜ彼らは大舞台でも平常心でいられるのか？
その答えは、本書でお伝えした通り、

いわゆる気合いでも根性でもなく〝腸〟だったのです。

それからというもの私は腸にのめり込み、食生活を変え、国内外で腸内洗浄を試し、ヨガスタジオでは〝腸コンディショニング・イベント〟を開催。

飲食店のメニューに〝腸コン・コース〟を新たに加え、この様な書籍を発表する機会にも恵まれました。

その人体実験とも言える中で、確実に分かったことがあります。

それは、〝腸は変えられる〟ということです（156ページ参照）。

決して僕のフィール（感覚）ではなく、最先端のテクノロジーが証明しているのです。

私ができるのだから、きっと誰にでもできるはず。

この本があなたの腸内に大自然を広げるきっかけとなり、多くの人が健全なる心身を手に入れ、健康で平和な人生を過ごしてくれたらこんなに嬉しいことはありません。

注：だからと言って、私が大観衆の中で活躍することはなさそうですが。

竹下雄真 腸内細菌データの推移

**腸内フローラ検査キット「マイキンソー」を使用し、腸内データを取得。
腸コン前の2016年11月と、腸コン後の2017年4月に行った検査データをもとに、
その推移を掲載。**

多様性

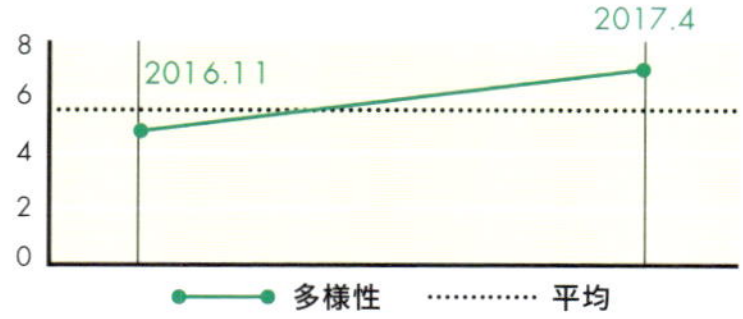

腸内細菌の多様性について

腸内細菌の生態系が崩れると、元来腸内細菌叢の持つ機能が十分に発揮されず、宿主の様々な疾患の引き金になる。この生態系を維持することに一役買っているのが「多様性」。健常な成人では4-7くらいと言われる。

主な腸内細菌割合の推移

ビフィズス菌

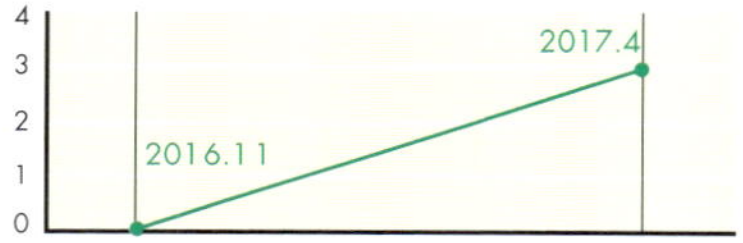

腸内の環境を整えるほか、ビタミンの生成能や免疫力の向上、動脈硬化の予防やコレステロール値の低下に貢献することが知られる。また、花粉症といったアレルギー症状の改善や発がん予防にも効果があると言われている。

乳酸産生菌

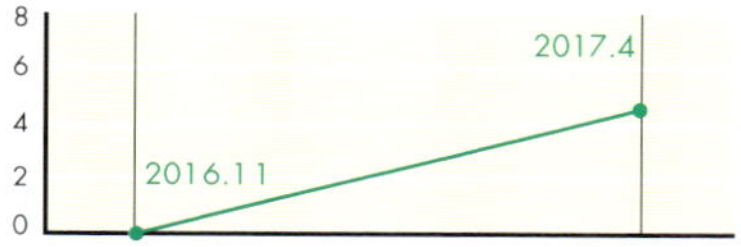

腸内で乳酸などの有機酸を出し、腸管の運動や食物の消化・吸収が促進され、有害菌の増殖を抑制。更に、ヒトの免疫機能を調節する作用などが一部の菌で明らかとなり、健康に対する乳酸菌の機能についてはますます期待が集まる。

酪酸産生菌

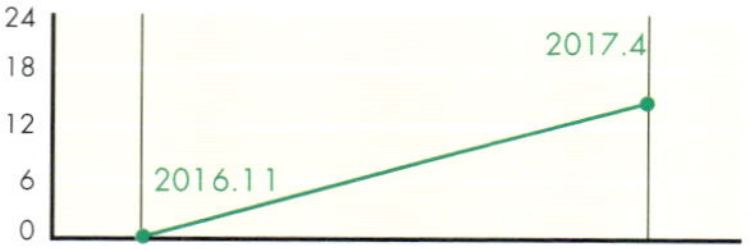

腸管内の細胞のエネルギー源となることが知られ、特定の疾患のリスクを低減する可能性など新たな発見が多数報告。近年、フィーカリバクテリウム・プラウスニッツイとコプロコッカスが、長寿に関わる菌として新たに注目を集める。

エクオール産生菌

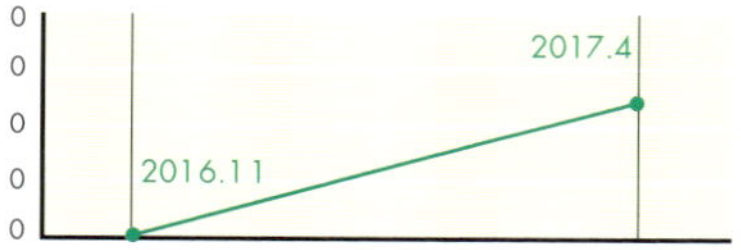

シワやメタボリックシンドロームの改善、更年期障害の軽減、骨粗鬆症やガンの予防、要介護・死亡リスクの低減といった効果が報告。エクオール産生菌保菌率は日本では50-60%と言われるが、若年層では20-30%程度まで低下している。

腸内細菌組成の推移

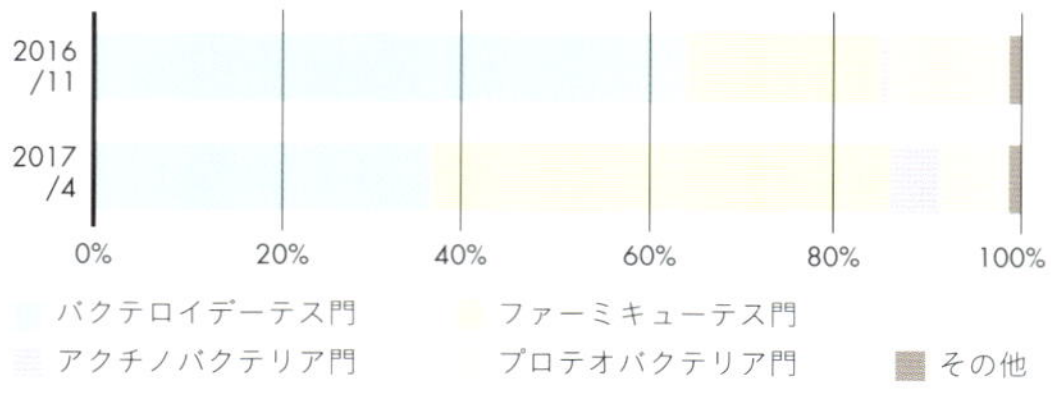

善玉菌としてしられる「乳酸菌」など多様な菌種が含まれるファーミキューテス門の割合が増大していることがわかる。また、「ビフィズス菌」が含まれるアクチノバクテリア門の割合も激増。

【協力】

株式会社サイキンソー

マイキンソー　自宅でできる腸内フローラ検査サービス

遺伝子検査技術を応用し、腸内細菌のもつDNAを解析することによって腸内細菌の種類や割合を可視化する検査。届いた検査キットを使用して便サンプルを採取・返送後、約6週間でマイページ（Web）から検査結果を閲覧できる。レポートでは太りやすさ、菌の多様性、ビフィズス菌、乳酸産生菌など主要細菌の割合、腸活アドバイスなどの確認が可能。

https://mykinso.com/

【全体監修】

パーソナルトレーナー

三浦香織（デポルターレクラブ）

【ヨガ監修／モデル】

ヨガトレーナー

金井俊希　ITSUKI（デポルターレクラブ）

【栄養管理・レシピ作成】

管理栄養士／ヨガトレーナー

岡　清華（デポルターレクラブ）

【足ツボ監修】

鍼灸師／パーソナルトレーナー

奥山禅（デポルターレクラブ）

【参考文献】

『腸内フローラ10の真実』NHKスペシャル取材班著（主婦と生活社）
『腸内革命』藤田紘一郎著（海竜社）
『一生太らない体をつくる腸健康法』藤田紘一郎著（大和書房）
『今日からはじめる健美腸ルール』小林暁子著（講談社）
『腸内環境を整えて不調を解消する10の基本』（枻出版社）
『図解・からだのしくみ大全』伊藤善也監修（永岡書店）

竹下雄真

1979年3月26日生まれ。神奈川県茅ヶ崎市出身。早稲田大学スポーツ科学研究科修了。1998年、アメリカシアトルでパーソナルトレーナー研修に参加。帰国後、大型パーソナルトレーニングジムの運営を担いながら、アスリートをはじめ多くの著名人や経営者などの肉体改造に携わる。退社後、株式会社ポジティブを設立。2011年、西麻布にプライベートパーソナルトレーニングジム「デポルターレクラブ」を、2014年に広尾に「デポルターレヨガ」と「デポルターレケア」をオープン。2016年にはジムとヨガスタジオの徒歩圏内に、紹介制飲食店「鶏長天乃じゃく TOKYO」を展開。スポーツ選手や著名人、経営者といったクラブ会員の心身の健康をサポートしている。クラブ経営の他に、プロダクトやエクササイズコンテンツの開発など、活動の幅を広げる。著書に『外資系エリートはすでに始めているヨガの習慣』（ダイヤモンド社）がある。

デザイン　TYPEFACE（AD: 渡邊民人　D: 谷関笑子）
イラスト　水谷慶大
撮　影　岡田ナツ子（Studio Mug）　今井裕治
料理スタイリング　齋藤礼奈
執筆協力　棚澤明子
編　集　山本章子

ビジネスアスリートのための
腸コンディショニング

発行日　2017年8月4日
定価　本体1500円＋税
著者　竹下雄真
発行人　菊池 学
発行　株式会社パブラボ
〒101-0041　東京都千代田区神田須田町1-2-7-3階
TEL03-5298-2280　FAX03-5298-2285
発売　株式会社星雲社
〒112-0005　東京都文京区水道1-3-30
TEL03-3868-3275
印刷・製本　株式会社シナノパブリッシングプレス

ISBN 978-4-434-23653-2

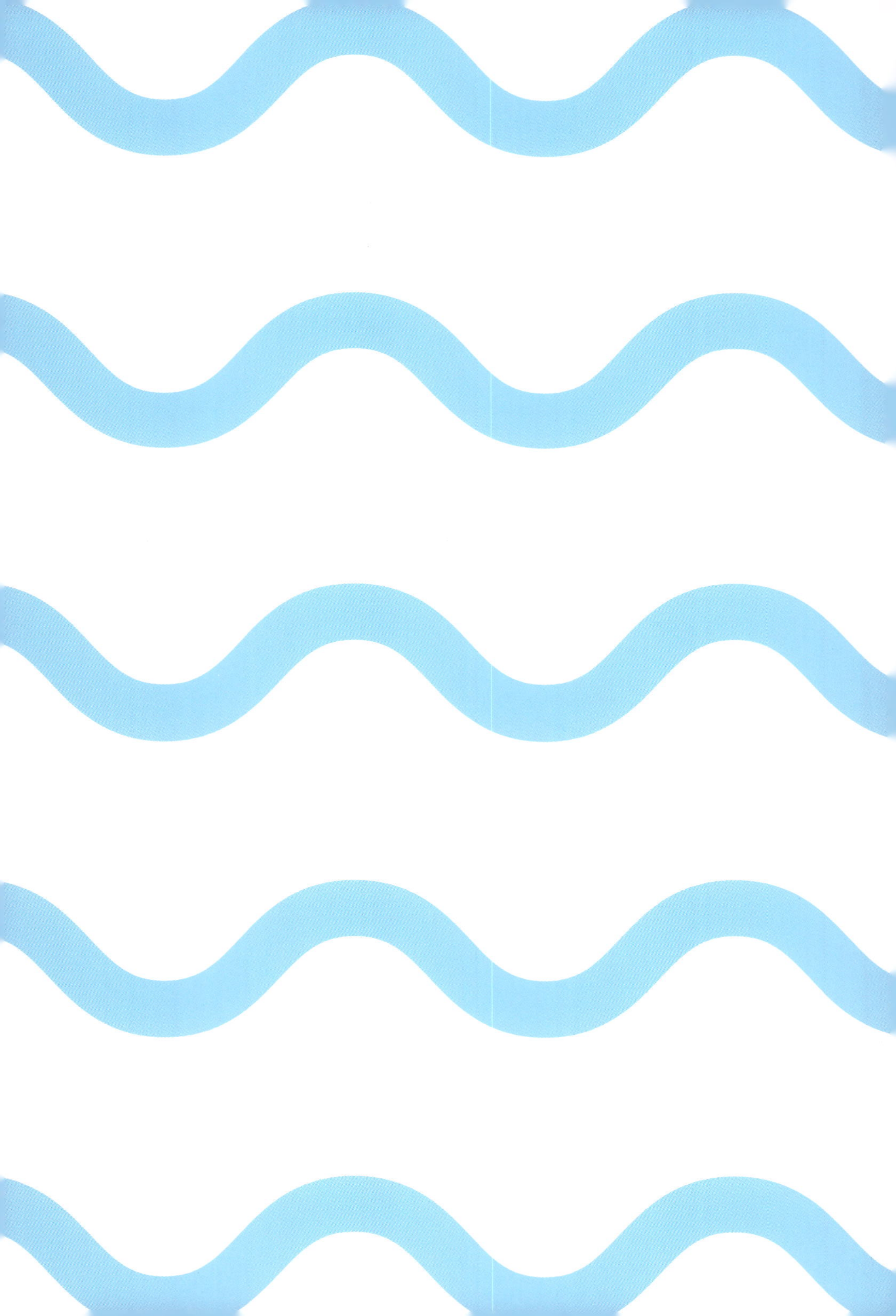